性的マイノリティ
のための
診療空間のつくりかた

しらかば診療所院長｜**井戸田 一朗** 編著

漫画 **歌川 たいじ**

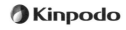
Kinpodo

井戸田　一朗　　しらかば診療所

加藤　康幸　　国際医療福祉大学医学部 感染症学

忽那　賢志　　大阪大学大学院医学系研究科　感染制御学講座

鈴木　哲也　　山梨大学医学部 感染症学講座

畑　寿太郎　　しらかば診療所

早川　佳代子　　国立国際医療研究センター国際感染症センター

林　直樹　　しらかば診療所

矢嶋　敬史郎　　東京都立病院機構　がん・感染症センター
　　　　　　　　都立駒込病院感染症科

まえがき

井戸田　一朗
しらかば診療所

当院でよくある診察風景です。

男性患者Ａ：先生、1ヵ月前から喉の違和感がなんとなくあるのですが、最近、喉の性感染症もあるって聞いて。

私　　　：最後のエッチはいつ頃ですか？相手は女性、男性、両方？

Ａさん：男です、最後は2週間くらい前です。

私　　　：一応、喉のクラミジア、淋菌の検査しておきましょう。最後にHIV検査したのはいつ頃ですか？

Ａさん：2年前、いや3年前くらいかも？

私　　　：今、梅毒も流行っているから、一緒に検査しておきませんか？健康保険でできますからね。

Ａさん：トホホ、ちょっと怖いけど分かりました・・・。

2015年3月、渋谷区で「渋谷区男女平等及び多様性を尊重する社会を推進する条例」（通称「同性パートナーシップ条例」）が可決されて以来、様々な自治体で同様の取り組みが始まり、「LGBT」という言葉をメディアで目にするようになりました。また、2015年に米国の連邦最高裁がすべての州における同性婚を認めたのも、記憶に新しいところです。

LGBTとは何のことでしょうか？　「レズビアン、ゲイ、バイセクシュアル、トランスジェンダー」のことです。日本語でいうと、女性同性愛者、男性同性愛者、両性愛者、生まれたときの性にとらわれない性別のあり方を持つ人となります。最近では、LGBTに "Questioning"（自身のセクシュアリティが、特定の枠に

収まらないと思う人、あるいはわからない人)を加えて LGBTQ とよぶこともあります。

　私が院長を務める「しらかば診療所」は LGBT を含む、異性愛以外のセクシュアリティを持つ人（性的マイノリティ）を主な対象とする診療所として、2007年に東京都内に開院しました。当時、性的マイノリティの存在が注目されることはそれほど多くありませんでした。しかしこの十数年の間に、社会情勢の大きな変化が訪れ、様々な場面で取り上げられる機会が増えるに従い、多くの関連書籍・出版物が発行されるようになりました。一方、医学教育において性的マイノリティをカリキュラムに含む大学は現在も限られ、性的マイノリティへの対応を求められても、実臨床においてどのように接すればよいのか、教わる機会は乏しく指針となる書籍はほとんど見当たりません。皆さんが医療現場における具体的な性的マイノリティへの接し方について、詳しくなくても当然なのです。

　本書は、広く医療従事者の方々を対象としています。当院に勤務する、性的マイノリティ当事者・非当事者の医師たちが実際の症例を通して得た経験や学びを、個人情報に配慮したエピソードの形で提供していただきました。本書では、指針やスタンダードの提示のみではなく、症例エピソードを通じて、読者のみなさんが性的マイノリティに接することの楽しさ、面白さ、奥深さを感じながら、実臨床における問診や診察の工夫を共有していただき、効果的なコミュニケーションについて考えるヒントをたくさんご用意したつもりです。性的マイノリティかもしれない患者さんが来院したときに、どのようにアプローチし、どんな診療やコミュニケーションの工夫をすればよいのか、各医療機関の状況に合った内容で実践していただく上でお役に立てれば幸いです。性的マイノリティに対して行う配慮や工夫は、他の社会的マイノリティにはもちろん、時にはマジョリティにとっても役立つことでしょう。なお本書では、各章の内容によって、性的マイノリティ、LGBTQ の両方の用語を用いていますが、両方とも指す内容は同じです。

　性的マイノリティは、マジョリティである異性愛者とは異なる疾病リスクや社会的リスクを持っていますが、当院が提供する医療は、何ら特別なものではなく、特別な技術を提供しているわけではありません。広報で大々的に性的マイノリティのためのクリニックであることをうたっている訳ではなく、院内にレインボーフラッグ（LGBTコミュニティの多様性と尊厳を象徴する6色の旗）を掲げている訳でもありません。性的マイノリティといっても、本当に様々な人たちがいて、当院でなくとも通常の診療所で経験されることとさほど変わらないのではないかと感じることすらあります。医療従事者であれば当然配慮するであろうことを、標準医療に基づいて日々実践していただければよいと思います。その上で、これからご紹介する当院での経験やそれから私たちが学んだことなどを、少しでも皆さんの普段の臨床に役に立てていただければ、望外の喜びです。

もくじ

1 性的マイノリティに優しい診療空間とは

医療における性的マイノリティの従来の位置づけ ……………………… 2
しらかば診療所の成り立ち ……………………………………………… 7
しらかば診療所での診療の工夫 ………………………………………… 13
性的マイノリティ特有の健康課題（主に身体面において）…………… 16
LGBTQ はなぜ生きづらいのか …………………………………………… 35
真夜中は別の顔…？ ……………………………………………………… 39
キーパーソンって？ ……………………………………………………… 45

2 感染症の診療

直腸炎とセックス―問診・診察編― …………………………………… 58
直腸炎とセックス―検査・治療編― …………………………………… 64
赤痢アメーバ感染症とセックスの問診 ………………………………… 71
何か変なもの食べたかな？感染の様式と性行動 ……………………… 76
梅毒の性器外病変 ………………………………………………………… 81
梅毒の再感染 ……………………………………………………………… 87
梅毒とパンデミック ……………………………………………………… 91
ゲイとC型肝炎 …………………………………………………………… 98

3 性的マイノリティとワクチン

備えあれば患い無し ……………………………………………………… 110
この病気、正直にいわなきゃダメですか？ …………………………… 116
男性におけるHPVワクチン …………………………………………… 121

4　性的マイノリティの診療：非感染症

性的マイノリティのための医療機関の試み ———————— 128
曙橋の小さな精神科診察室―LGBTQのさまざまな心の風景― ———— 139
トランスジェンダーへのホルモン療法 ———————————— 146
お尻は多くを語ってくれる ————————————————— 152
ゲイと糖尿病 ——————————————————————— 162
「美意識」のかたちはそれぞれ —————————————— 168
繰り返す軟部組織感染症 ————————————————— 174

5　性的マイノリティのライフスタイル

性的マイノリティ当事者に向けたメッセージ ———————— 190
膀胱再建後のアナルセックス ——————————————— 195

おわりに ————————————————————————— 000

3 本指の手 —————————————————————————— 49
もし医師がHIVに感染したら ——————————————————— 104
多様性に慣れる ——————————————————————— 181
しらかば診療所での勤務の思い出 ———————————————— 186
いろいろ支えられて ————————————————————— 200
サル痘について ——————————————————————— 206

1 性的マイノリティに
優しい診療空間とは

医療における性的マイノリティの従来の位置づけ

1　性的マイノリティとは

　性的マイノリティとは、明確な定義はありませんが、規範とは異なる性やジェンダーの有り様であり、男性および女性の同性愛者・両性愛者や、トランスジェンダー（Lesbian, Gay, Bisexual and Transgender：LGBT）などのカテゴリーが含まれます。端的に例えると、「私たちは誰を愛するのか」（性的指向）、「私たちは誰なのか」（性自認）の二つの要素の組み合わせにより規定されます。ただし、それぞれのカテゴリーは均一ではなくグラデーションのように連続するものであり、また生涯を通して同一ではなく、年齢や発達の段階に応じてゆらぎがみられます。最近ではLGBT以外の性のありようも性的マイノリティに含まれるようになり（e.g. Questioning/queer＝セクシュアリティを決めていない・決めたくない、無性愛）、性的マイノリティが指す内容は今後変遷し続けると思われます。本章では、ゲイ・バイセクシュアル男性およびレズビアン・バイセクシュアル女性と、トランスジェンダー を中心に述べます。

2　性的マイノリティの人口割合

　わが国において、性的マイノリティはどのくらいの人口割合で存在するのでしょうか。方法が異なるさまざまな調査が存在しますが、近年異なる地域で実施された、住民基本台帳から無作為抽出で対象者を選んだ、三つの調査結果を表1に示します[1) 2) 3)]。名古屋では1.6%、大阪府では3.3%、埼玉県では3.3%という結果でした。読者の方々は、これまでに医療現場及び日常生活で性的マイノリ

ティに知らずして関わったことがあるかもしれません。

表1　わが国における性的マイノリティの人口割合に関する調査（住民基本台帳から無作為抽出）

文献	実施年	地域	実施主体	対象	調査配布・回収方法	有効回収率	性的マイノリティの割合	内訳
1	2018	名古屋市	名古屋市総務局総合調整部男女平等参画推進室	名古屋市内に居住する満18歳以上の10,000人	郵送	46.6%	1.6%	バイセクシュアル42.1%、トランスジェンダー15.8%、ゲイ13.2%、レズビアン5.3%、Xジェンダー（男女どちらでもない・どちらでもある）13.2%、クエスチョニング・定まっていない3.9%、分からない、決めたくない14.5% *
2	2019	大阪市	「働き方と暮らしの多様性と共生」研究チーム	大阪市在住の18〜59歳の15,000人	郵送・ウェブ回答併用	28.6%	3.3%	バイセクシュアル43.7%、ゲイ・レズビアン21.8%、無性愛 19.0%、トランスジェンダー 15.5%
3	2020	埼玉県	埼玉県県民生活部人権推進課	埼玉県内在住の満18〜64歳の15,000人	郵送・ウェブ回答併用	37.6%	3.3%**	性的指向に関する性的マイノリティ：バイセクシュアル　92人、ゲイ・レズビアン　19人、無性愛　42人、クエスチョニング　18人 性自認に関する性的マイノリティ：トランスジェンダー　3人、男女いずれの性も自認していない　27人

（文献1、2、3をもとに作成）
* 複数回答あり
** 性自認に関するマイノリティおよび性的指向に関するマイノリティの両方に分類された人を含む

3　性的マイノリティは、わが国においてこれまでに医療においてどのように扱われてきたのか？

　同性愛は1987年に改訂されたDSM-III-Rで精神疾患リストから完全に削除され、1990年に改訂されたICD-10から同性愛の分類が削除されました。それまでは異常として取り扱われ、場合によっては治療の対象とされてきました。

3-1　ゲイ・バイセクシュアル男性

　その存在が医療現場で意識されるようになったのは、HIVの流行がきっかけといえます。1985年に日本で最初のゲイ・バイセクシュアル男性のAIDS症例が報告されました。1980〜1990年代にかけて、東京と名古屋でゲイ・バイセクシュアル男性を対象にしたHIV/性感染症の検診が行われた二つの事例を表2に示します[4) 5)]。医療現場においてゲイ・バイセクシュアル男性の健康に正面から向

き合った最初の報告と考えられます。いずれも、HIVの流行が始まったばかりの、現在とは比較にならないくらいのHIVに対する偏見や不安に当事者が囲まれていた時期における、研究者の熱意と行動力および、当事者への配慮に驚かされる報告です。

■ 表2 1980〜1990年代にかけてゲイ・バイセクシュアル男性を対象に行われたHIV/性感染症の検診事例

文献	実施年	地域	実施機関	調査方法	対象人数（人）	HIV陽性者数(%)
4	1985	東京	三原橋医院、順天堂医院	ゲイ向け雑誌「薔薇族」で検査希望者をリクルート、三原橋医院で夜間に5日間HIV検査を実施	100	3 (3.0)
5	1986-1992	名古屋	愛知県衛生研究所	ゲイ男性が利用するバー・浴場施設の一室で採血、HIV、梅毒、クラミジア、単純ヘルペス、アメーバ抗体及びB型肝炎の血清検査、結果は電話で告知	597	3 (0.5)

　また、1988年に社会活動家でゲイ雑誌の編集長であった東郷健氏が、医師で作家の永井明氏の協力を得て、東京都新宿区にゲイのためのクリニックを開設し、週に3日間の診療日にHIV/性感染症検査や、簡単な治療が行われていましたが、1997年に閉院しました[6]。わが国で初めての、常設の性的マイノリティのための医療機関であったと言えます。

　1994年に横浜で第10回国際エイズ会議が開催され、1997年には厚生科研費エイズ対策研究事業「HIV感染症の疫学研究」（研究代表者 木原正博）において、ゲイ・バイセクシュアル男性当事者の、エイズ対策への参画が始まり、HIV診療現場においてゲイ・バイセクシュアル男性の可視化は急速に進みました。

　ゲイ・バイセクシュアル男性におけるHIV流行が拡大するにつれ、HIV診療現場において当事者に接することは日常になり、国内の医療現場において最も性的マイノリティに接している領域と言えます。

3-2 レズビアン・バイセクシュアル女性

　わが国においてレズビアン・バイセクシュアル女性を、医療において取り上げた文献は極めて限られます。ゲイ・バイセクシュアル男性に比べ、HIV/性感

染症のリスクが圧倒的に低く、医療者が否応なく直面するきっかけが少なかっ
た、ということは、理由の一つと考えられます。社会情勢の変遷や、生き方、
家族のあり方の多様化に伴い、診療場面、特に精神科や婦人科領域において、
レズビアン・バイセクシュアル女性へのきめ細かい対応が必要になると考えら
れ、実際の事例や、医療者と患者の相互作用に関する詳細は他著に譲ります[7]。

　1969年に「ブルーボーイ事件」という事件の裁判の判決が下されました[8]。こ
れは、ある産婦人科医が、3人の男性セックスワーカーに対し睾丸摘出術を施
行したことに対して、優生保護法28条違反で施行猶予付きの有罪判決が下され
たものです。判決の際、手術にあたっては、術前の精神的評価、グループによ
る検討、診療録の作成保存、本人と家族への説明と同意などを条件としており、
現在の日本精神神経学会による性同一性障害に関する診断と治療のガイドライ
ン[9]の骨子に近い内容です。トランスジェンダーが、医療の場面で真剣に取り
上げられた最初の事例の一つと思われます。
　同事件以降、性別適合術は表立って行われることがありませんでしたが、1995
年に埼玉医科大学総合医療センターが、性別適合術の是非を同大倫理委員会に
提出したことをきっかけに、国内での主要な医療機関における手術実施への道
が開かれ、上記ガイドライン策定、性同一性障害者の性別の取扱いの特例に関
する法律の成立など、トランスジェンダーを巡る医療側の認識や議論が大きく
高まりました。2018年には性別適合術の一部が条件つきで保険適用となりまし
た。今後、ホルモン療法を含む幅広い治療の保険適用を巡る議論が進むと思わ
れます。

4　まとめ

　わが国で性的マイノリティが医療において意識されて扱われてきた歴史は比
較的浅いものの、困難な時代に当事者へ向けた医療を提供する試みは存在しま
した。それぞれのカテゴリー（ゲイ・バイセクシュアル男性、レズビアン・バイセ

クシュアル女性、トランスジェンダー）によって、医療が関わることになった経緯、医療が関わる領域、その関わりの深さは異なります。社会情勢の変遷や、生き方、家族のあり方の多様化に伴い、当事者を巻き込んだきめ細かい医療提供のあり様の模索は始まったばかりといえます。

文献

1 ）　名古屋市総務局総合調整部男女平等参画推進室：性的少数者（セクシュアル・マイノリティ）など性別にかかわる市民意識調査.平成30年12月.
2 ）　釜野さおり, 他：2019.『大阪市民の働き方と暮らしの多様性と共生にかんするアンケート報告書（単純集計結果）』JSPS科研費16H03709「性的指向と性自認の人口学-日本における研究基盤の構築」・「働き方と暮らしの多様性と共生」研究チーム（代表釜野さおり）編 国立社会保障・人口問題研究所内.
3 ）　埼玉県：多様性を尊重する共生社会づくりに関する調査報告書.令和 3 年 2 月.
4 ）　柳澤運：日本で初めて行ったHIV集団検診-そしてその後-.人間の医学32: 42-44, 1996.
5 ）　磯村思无：東海地区におけるHIV感染ハイリスク者のSTD調査-男性同性愛者について-.日本性感染症学会誌. 3 :11-16, 1992.
6 ）　永井明：新宿の、名もないクリニックでエイズを診る医者.お医者さんには謎がある.初版, pp101-114, いそっぷ社, 1997.
7 ）　藤井ひろみ：レズビアンヘルスと看護研究.第 1 版, 晃洋書房, 2020.
8 ）　井上義治：性同一性障害に関する我が国の現状.産婦人科の世界.51: 3 -7, 1999.
9 ）　日本精神神経学会 性同一性障害に関する委員会：性同一性障害に関する診断と治療のガイドライン（第 4 版改）

（井戸田　一朗）

しらかば診療所の成り立ち

1　Fenway Health

なぜ私たちは性的マイノリティに対する医療に関わっているのでしょう。

私たちの診療所には、モデルがあります。米国ボストンにある、Fenway Health という医療機関です。

Fenway Health は、米国に133ヶ所ある、性的マイノリティに特化した医療機関の一つ[1]で、かつ全米で最大規模の施設です。1971年、ボストンの Fenway 地区で3人の医学生が、ゲイ男性に対し無料の血圧測定および性感染症スクリーニングの提供を始めました。1981年にニューイングランド地域で最初の AIDS 症例を診断したのを皮切りに、感染症診療と臨床研究を拡大しました。2001年に臨床および公衆衛生の研究、教育を実施する Fenway 研究所を設立。プライマリケアのほか、家庭医学、皮膚科、精神科、産婦人科、歯科、眼科、代替医療（鍼灸）を標榜し、2021年の年間予算は1億3,100万ドルであり、約600名のスタッフを擁し、年間2千人以上の HIV 陽性患者が受診する一大医療拠点に成長しました[2]。

ハーバード大 Beth Israel Deaconess Medical Center の附属施設であり、HIV prevention trials network（HPTN）や HIV vaccine trials network（HVTN）といった、HIV に関わっている医療者なら誰でも知っている臨床試験ネットワークの中心拠点です。

余談ですが、米国立衛生研究所により設立され、新型コロナ感染症に対するワクチンおよびモノクローナル抗体の第三相試験を行う COVID-19 Prevention Network は、HTPN や HVTN が母体になっており、HIV 領域での臨床試験実施の経験が生かされています。

2 AGPの立ち上げ

　一方当院は、AGP（Association of Gay Professionals in Counseling and Medical Allied Fields：同性愛者医療・福祉・教育・カウンセリング専門家会議）という任意団体がその始まりです。AGPは、医療、心理、福祉、教育の分野の職に就く者や学生などからなる、性的マイノリティのための団体であり、性的マイノリティが、社会において、そして自分自身の内面において充実した生活を送れるよう、その手助けとなるために、必要な情報やサポートを、それぞれの専門分野の知識と技術を活かして提供することを目的としています。

　活動の一環として、1995年に、精神科医や心理カウンセラーといった専門職による、無料電話相談「AGPこころの相談」が開始され、1997年には、身体面に関する無料電話相談「AGPからだの相談」が開始されました。AGPからだの相談は、当院の開院を機に終了しましたが、AGPこころの相談は、2022年現在も継続中です。

　AGPからだの相談には、HIV・性感染症を始め、泌尿器疾患、肛門疾患と多岐に渡って、当事者から切実な相談が寄せられました。3年間の相談内容を解析すると、医療者からの偏見を恐れ、受診の必要があると考えられたにも関わらず医療機関の受診をためらっている当事者からの相談が、のべ相談件数257件中11件(4.3%)を占めていました[3]。当時こうした方々を安心して紹介できる医療機関は存在せず、私たちは医師としてのキャリアを始めたばかりで、どうしてよいものか途方に暮れました。

3 しらかば診療所の立ち上げ

　そんな中、AGPの一メンバーが2001年にAmerican Journal of Public Healthに掲載された、Fenway Healthの歴史と発展に関する記事[4]をみつけました。私たちはこのような医療機関が存在することに驚き、「日本にないなら作っちゃおう！そうだ、Fenway Healthを一度見に行こう！」と、今からみれば無鉄砲なこと極まりない発想ですが、Fenway Healthと連絡を開始しました。そして2002年にAGPの医師メンバー5人で訪問した際、暖かく受け入れて頂き、2日間にわたり様々

なスタッフからFenway Healthで行われていることの詳細な説明を受け、日本で性的マイノリティのための医療機関が実現されることを応援されました。

　Fenway Healthで心に残ったのは、HIV予防啓発のアウトリーチを担当する、男性から女性へのトランスジェンダーの、メリッサさんの言葉です。
　「米国ではトランスジェンダーは、（男性から女性の場合特に）セックスワークに従事せざるを得ないことが多く、ドラッグやHIV、暴力といった問題に巻き込まれやすいのです。それなりの立場にあっても、性転換後に行き場がなくなり、セックスワークやHIV感染に行き着いて、初めて支援につながる人も珍しくありません。もし、あなた方が性的マイノリティのための医療機関を考えているのであれば、お願いです。トランスジェンダーへのケアも含めて頂けないでしょうか。」

　性的マイノリティの中では、私のようなゲイはむしろマジョリティであり、マイノリティの中にも、さらに困難な状況に置かれている人たちが存在することに、はっとしました。
　紆余曲折を経て、その5年後の2007年に私たちは、下記の理念を掲げ、広く性的マイノリティを支援することを理念に、しらかば診療所を開院しました。

当院の理念
1 性的マイノリティの立場に配慮し、性的マイノリティが安心して利用できる医療サービスを提供する。
2 性的マイノリティの生活を、行政・NGO・医療機関など他の社会資源と協調しながら、医療の側面から支援する。
3 診療活動から得られた知見を、性的マイノリティ当事者および広く社会へと還元する。

---

4 名前の由来

ところで「しらかば」という名前はどこから来たの、とよく聞かれます。こ

れは批評精神旺盛なある知り合いのゲイ男性から、「AGPは、いつもサロンの
ように集まって理想を語り合っているだけで、まるで『白樺派』のようだね」
と、あるときチクリと言われたことに由来します。実際の大正時代の「白樺派」
は、理想主義に燃えて行動的だったようですが、当時の彼にはAGPが言葉だけ
の医療者の集まりにみえて、物足りなく感じられたのでしょう。だから診療所
の名前を決める際、逆手に取って、迷わず「しらかば診療所」にしました。も
ちろん自戒を込めて、サロンにならずに、今後もずっと性的マイノリティの役
に立つようにという気持ちを忘れないためにです。

　当院が開院してから15年が経ちました。Fenway Healthの50年の歴史からする
と、ようやく青年期にさしかかるところでしょうか。2021年12月現在、スタッ
フ数は常勤・非常勤併せて医師12人を含む26人であり、私のような性的マイノ
リティ当事者もいれば、そうではないスタッフも含まれ、多職種によるチーム
で診療にあたっています。2017年までに5,030人の患者さんが当院を受診し、そ
のうちゲイ・バイセクシュアル男性は48％、レズビアン女性は1％、トランスジ
ェンダーは1.5％、HIV陽性者は全体の21％を占めています。感染症内科、形成外
科・皮膚科、精神科を標榜し、特にメンタルヘルスを重視しています。診療の
他に、倫理審査委員会の承認を経た複数の臨床研究、厚生労働省研究班エイズ
対策事業の分担研究、NPOとの協働によるゲイ男性の行動疫学調査といった研
究活動を行っております。メリッサさんの言葉を忘れず、トランスジェンダー
へのホルモン療法や精神科診療を提供し続けています。

　私たちが性的マイノリティへの医療を提供しているのは、草の根活動からニ
ーズを見出し、Fenway Healthとの出会いが、当時若かった私たちを刺激したこ
とに端を発します。向こうみずともいえる発想と計画を実現し、今でも継続で
きているのは、チームであるからであり、私たちの理念に共鳴下さった、多く
の非当事者の方々からの支援のおかげです。今でも、今夜はどんな相談が来る
のだろうとドキドキしながら電話を取っていた、研修医の自分がいます。医療
を必要としているすべての性的マイノリティが、どこにいても、自分を恥じる
ことなく医療にアクセスできる世の中になって欲しいと願う気持ちを持ちなが
ら、今日も診察室に向かいます。

1 ）Centers for Disease Control and Prevention. https://www.cdc.gov/lgbthealth/health-services.htm（アクセス：2021年10月27日）

2 ）Fenway Health. https://fenwayhealth.org/about/history/（アクセス：2021年10月27日）

3 ）北村浩, 他：ゲイ・バイセクシュアル男性に対する電話によるHIV/STI関連の相談. 公衆衛生 71:530-535, 2007.

4 ）Mayer K T, et al: The evolution of the Fenway Community Health model. Am J Public Health. 91:892-894, 2001.

（井戸田　一朗・林　直樹）

しらかば診療所での診療の工夫

しらかば診療所を開院するにあたって、性的マイノリティの患者さんたち
が、少しでも楽な気持ちで診療を受けられるように、どういった環境を整
えればいいのか何度も話し合いが持たれました。
現在の診療風景は、特別変わったものではありませんが、いくつかの工夫
をしています。

1　問診票に性別欄を設けていない

　性的マイノリティの人びとの中には、生下時の体の性別と性自認が一致しな
い例があります。またセクシュアリティはとても多彩で男性、女性といった分
け方に馴染まない方もいるので、当院では性別欄は設けていません。多くの患
者さんを限られた時間で診療しなければいけない現場や、急患が次々に運ばれ
てくる医療機関では、患者さんの性別が事前の情報として重要な役割を果たす
ことが少なくありません。一方しらかば診療所では、ひとりひとりの患者さん
の診察時間を長めに取っており、実際に御本人にお会いして話を伺うことで、
性別を含むセクシュアリティの情報を得るようにしています。

2　個室で時間をかけて診療を行う

　性に関わる悩みや相談は話しにくいものです。多くの病院で取られている、
簡単なパーティションで仕切られただけで、バックヤードを他のスタッフが行
き来する環境では、誰に聞こえるかわからない不安から、深刻な悩みを話し出
せないこともあるでしょう。その点を考慮して、しらかば診療所の診察室は外

に音が漏れない個室としました。さらに診察室前にいても中の会話が聞き取れないように、スピーチプライバシーシステム（さまざまな環境音を混ぜたノイズを発生させ、聴覚を攪乱する機器）も設置しました。またすべての診療を完全予約制とし、患者さん一人当たり約１５分の時間を確保するようにしています。

　昨今は医師と患者が閉鎖空間でふたりきりになることのリスクも指摘されるようになっていますので、その点にも気をつけています。たとえば、male to female transgender（MTFトランスジェンダー）の患者さんの場合、性自認は女性ですから、医師が男性の場合は、そのことをあらかじめ伝えたり、診察の際に女性の看護師に同席してもらうことがあります。診察時に女性スタッフが勤務していない場合、そのことを患者さんに説明し診察にも細心の注意を払っています。

3　パートナーに同席してもらうことがある

　患者さん本人のプライバシーに関わる情報は、親族以外に伝えないことが多いですが、当院では患者さんの希望がある場合は、パートナーも診察に同席してもらっています。性感染症をはじめ、いくつかの疾患は、パートナーシップを含めて患者さんを取り巻く環境への配慮が必要なことがあります。セックスによりパートナーが感染するリスク、その逆のリスクを考えておふたりで検査を受けていただくこともあります。

4　待合室では患者さんの名前を呼ばない

　性的マイノリティの中には、プライバシーを守るために、仲間内で本名を明かさないようしている方がいます。たとえばゲイバーに行ったり、ゲイのサークルで活動をする際に、本名ではなくニックネームを使ったり、苗字ではなく名前だけ名乗っている人も少なくありません。そういう事情を考慮して、患者さんには来院時に番号札をお渡しして、受付、診察室、処置室へ来てもらうときには、番号で呼び出しています。同様の方法は、最近では多くの医療機関で採用されるようになってきました。

5　予約制を導入することで、診察待ちの人数を抑える

　性的マイノリティの世界は大きくないので、待合室で友人・知人とバッタリ会ってしまう可能性があります。医療機関にかかっていることを知られたくない人にとっては、予期せぬ遭遇はかなりのストレスです。予約制で、1時間当たりの診察人数が4人程度ですと、待合室の人数を抑えることができ、鉢合わせのリスクの低減につながります。元々の物件の面積の関係で、広い待合室を作ることはできませんでしたが、予約制が院内に滞留する患者さんの人数のコントロールに役立っています。予期していませんでしたが、この試みは、新型コロナウイルス感染症の時代においても大いに役立っています。

6　職員全体で当院の理念を共有している

　職員採用時には、当院が大切にしている三つの理念（p.9を参照）をあらかじめ伝えて、理念に賛同できる人材に働いてもらうようにしています。

7　内装を工夫した

　待ち時間が少しでもリラックスできるひとときになるように、床を木目調にしたり、落ちついた雰囲気のカフェを参考に、待合室の家具を揃えました。また緑を多めに配置しました。緊張をほぐしてもらうために置いた植物でしたが、適度な目隠しになることで患者さん同士の視線が合うことを防いだり、ソーシャルディスタンスを保つためのパーティションの役割も果たしています。

　性的マイノリティの方々へ、できるだけ良質な医療を届けられるように考えた結果、当院では以上のような工夫をしてきました。性的マイノリティに限らず、様々な悩みや困難を抱えた患者さんにとって、プライバシーが守られ、時間のゆとりのある環境で医療者と相談ができるのはとても大切なことです。

　押し寄せる多くの患者さんを、限られた時間で診察しなければならない医療機関がまだまだたくさんありますが、そんな現場でも今後は患者さんの特性や

プライバシーに、より配慮した医療が求められるようになっていくと思われます。実際に、患者さんの呼び込みを番号で行う病院はよくみかけるようになりましたし、予約枠を設けるクリニックも珍しくありません。医療を取り巻く環境は変化し続けていますが、しらかば診療所では今後も常に問題意識を持って、診療に改良を加えて続けていきたいと考えています。

（畑　寿太郎、井戸田　一朗）

性的マイノリティ特有の健康課題
（主に身体面において）

本項では、ゲイ・バイセクシュアル男性、レズビアン・バイセクシュアル女性、トランスジェンダーにおける健康課題について解説します。

1　メンタルヘルス

　諸外国の従来の研究では、性的マイノリティにみられる自尊感情の低下が、摂食障害、リスクの高い性行為、薬物乱用、自殺など、さまざまな形態の自傷行為との間に関係があることが示されています[1]。

　レズビアン、ゲイ、バイセクシュアル男女における精神障害や物質使用障害、自殺行動や自傷行為の頻度を、異性愛者と比較した研究を対象としたメタ解析の結果を表1に示します[2]。12ヵ月以内の薬物依存のリスク比は異性愛者の2.73倍、自殺未遂行動は2.47倍、自傷行為は2.29倍で、自殺未遂行動をゲイ・バイセクシュアル男性に限定すると4.2倍でした。

表1　レズビアン、ゲイ、バイセクシュアル男女における精神障害や物質使用障害、自殺行動や自傷行為の頻度を、異性愛者と比較した研究を対象としたメタ解析結果

障害や行為の内容	リスク比	95%信頼区間
薬物依存（12ヵ月以内）	2.73	1.86〜4.02
自殺未遂行動（男女）	2.47	1.87〜3.28
自殺未遂行動（男）	4.28	2.32〜7.88
自傷行為	2.29	0.71〜7.35
アルコール依存（12ヵ月以内）（男女）	2.22	1.78〜2.77
アルコール依存（12ヵ月以内）（女）	4.00	2.85〜5.61
うつ病	2.03	1.70〜2.41
不安障害	1.54	1.23〜1.92
生涯における物質使用障害（男女）	1.51	1.23〜1.86
生涯における物質使用障害（女）	3.42	1.97〜5.92

（文献2より作成）

　わが国において、性的マイノリティと異性愛者における健康課題を同一調査で比較した研究は極めて限られており、2001年に大阪市心斎橋界隈の若年男女2,095人（平均年齢19.7歳、男性49%、異性愛者96%）を対象にした街頭調査では、自殺未遂の生涯経験率は9％であり、自殺未遂行動に関連する要因を男女別で解析すると、ゲイ・バイセクシュアル男性の自殺未遂のオッズ比は、異性愛男性と比べ5.98倍でした[3]（レズビアン・バイセクシュアル女性では1.10倍）。

　国内外における、異性愛者に比べて高いゲイ・バイセクシュアル男性における自殺未遂行動のリスクを説明する要因は、前向き調査ではないため明らかではありませんが、自身の体験、性的マイノリティに対する社会の否定的な見方や偏見が関与している可能性や、内在化されたホモフォビア（p.35「LGBTQはなぜ生きづらいのか」参照）による自尊感情の低下が影響している可能性があります。メンタルヘルスに関しては、「p.139 曙橋の小さな精神科診察室—LGBTQのさまざまな心の風景—」を参照ください。

2 ゲイ・バイセクシュアル男性

2-1 感染症

✳ 梅毒

　梅毒は、*Treponema pallidum* subsp. *pallidum* (Tp) による、慢性の全身感染症であり、HIV流行と関連し、グローバルに増加傾向がみられています。2013年以降、わが国おいて急増しており、新型コロナウイルス感染症の流行が始まった2019年および2020年には報告数の減少がみられましたが、2021年以後、再び増加に転じています（図1、「全国の梅毒患者の報告数（2000〜2021年）」参照）。2021年第47週までの報告数6,940例中、男性は4,604例（66.3%）で、感染経路別（重複例あり）では異性間2,782例（59.9%）、同性間826例（17.8%）、その他・不明1,036例（22.3%）であり[4]、人口割合（「医療における性的マイノリティの従来の位置づけ」参照）を考慮すると、ゲイ・バイセクシュアル男性における流行が顕著です。世界保健機関（WHO）は、ゲイ・バイセクシュアル男性における2000〜2020年のグローバルな梅毒の有病率を7.5%と推測しています[5]。わが国における、ゲイ・バイセクシュアル男性を対象とした同時期の無料匿名の検査イベントにおける梅毒の陽性率は4.2〜6.3%で（表2）[6,7]、グローバルな状況と大きく離れていません。

■ 図1 全国の梅毒患者の報告数（2000～2021年）

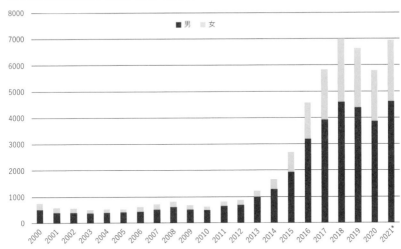

* 2021年は第1～47週まで（2021年1月4日～11月28日）

■ 表2 ゲイ・バイセクシュアル男性を対象とした無料匿名検査イベントにおけるHIV及び梅毒の陽性率

イベント名	実施年	実施場所	対象人数	HIV陽性者数(%)	梅毒陽性者数(%)
かながわレインボーセンターSHIP	2011	横浜	159	5 (3.1)	10 (6.3) (TP抗体)
dista de ピタッとちぇっくん！HIV&梅毒検査	2017	大阪	212	2 (0.9)	9 (4.2) (RPR、TP両方陽性)

（文献6，7より著者作成）

　ゲイ・バイセクシュアル男性にみられる早期梅毒の病変は、性器以外に口腔咽頭や直腸肛門に病変を呈することがあり、第1期梅毒に伴うTp侵入箇所に生じる初期硬結や硬性下疳と、第2期梅毒に伴う血中散布の結果生じる粘膜疹があります。直腸肛門に生じる第1期梅毒の病変は被挿入のアナルセックスに起因します。

　当院では2012年より国立感染症研究所細菌第一部との共同研究として、梅毒皮膚粘膜病変の直接擦過物を検体とする、polymerase chain reaction (PCR)法によるTp DNAの検出を実施しています。2012～2016年の間に、101人の梅毒患者（全例ゲイ・バイセクシュアル男性、うちHIV陽性者63人(62.4%)）からの105検体より、PCR

法にてTp DNAを検出した部位を表3に示します[8]。検出した部位は、口腔咽頭が最も多く(44.8%)、ペニス(37.1%)、肛門周囲(14.3%)と続きます。特に口腔咽頭の梅毒病変は見逃されやすいうえ、Tpの排出量が多く、感染源として重要です。梅毒を含む性感染症が疑われた際、性器はもちろん、口腔内や肛門の丁寧な診察により、診断のヒントが得られることがあります（p.81「梅毒の性器外病変」参照）。

■ 表3　当院の梅毒患者101人（105検体）から検出された
Treponema pallidum DNAの採取部位

部位	検出件数(%)
口腔咽頭	47 (44.8)
ペニス	39 (37.1)
肛門	15 (14.3)
陰嚢皮膚	3 (2.9)
手掌	1 (1.0)

（文献8より作成）

　梅毒の治療には、わが国では、経口ペニシリン製剤（アモキシシリンなど）の内服が長らく用いられてきました[9]。2022年に、諸外国における標準治療である、ベンザチンペニシリンG(BPG)筋注製剤（ステルイズ®水性懸濁筋注）が発売され、成人の早期梅毒の場合、240万単位単回筋注による治療が可能となりました。日本性感染症学会は、BPG筋注製剤の代替として、長い間アモキシシリン内服が標準とされてきた経緯および、国内の多くの医師がBPG筋注製剤の使用経験がないことから、当面、神経梅毒を除く活動性梅毒の治療薬として、BPG筋注製剤を従来の第一選択薬であるアモキシシリンと同等の位置づけとしています[10]。世界の標準治療であり、単回治療が可能な治療選択肢が増えたことは歓迎されますが、副作用の回避には適正使用が重要であり、増えた治療選択肢を大切に使用していくことが望まれます。BPG筋注製剤とアモキシシリンの比較を表4に示します。

■ 表4　ベンザチンペニシリンG（BPG）筋注製剤とアモキシシリンの比較

	BPG筋注製剤	アモキシシリン
投与経路	筋注	経口
投与期間	早期梅毒：240万単位 単回 後期梅毒：240万単位 週に1回 3週間	500mg 1日3回 4週間
有効性	世界での使用経験が多い 先天梅毒の予防効果が高い	わが国における使用経験は多いが、BPGとの比較試験は無い 後期梅毒の妊婦における先天梅毒の予防効果が低い
安全性	アナフィラキシー・過敏症に注意が必要 筋注に伴う副作用に注意（ニコラウ症候群、ホイグネ症候群）	アナフィラキシー・過敏症に注意が必要
薬剤費	9,273円（240万単位）	1,865円（上記投与量・期間の場合）

* Nishijima T, et al: Effectiveness and Tolerability of Oral Amoxicillin in Pregnant Women with Active Syphilis, Japan, 2010-2018. Emerg Infect Dis 26:1192-1200, 2020.より

　梅毒は疫学的にも臨床的にもHIVと深く結びついています。2015年のエイズ治療拠点病院での新規HIV感染者における梅毒既往割合の全国平均は31.2%でした[11]。当院の経験では、2007〜2011年に性感染症と診断しHIV感染の有無が不明だった患者のうち、HIV検査を勧め同意が得られた39人中、梅毒が陽性であったのは5人（12.8%）でした（表5）[12]。

■ 表5　当院における性感染症患者のHIV陽性率（2007〜2011年）

性感染症	症例数*	HIV陽性者数 (%)
梅毒	39	5　（12.8）
尖圭コンジローマ	39	10　（25.6）
淋菌感染症	20	4　（20.0）
クラミジア感染症	13	0　（0）
性器ヘルペス	2	0　（0）

（文献12より著者作成）
* 性感染症診断時にHIV感染有無が不明で、医師が検査を勧めて同意が得られ、実施した人数（自ら検査を希望した人は除く）

　梅毒を含む性感染症の診断時や疑いがある際、HIV感染の有無が不明の場合に検査を勧めることは、本人およびその周囲にとってきわめて重要です。性感染症の診断時、既往や疑いがある際にはHIV抗体検査の保険適用があり、下記

に示します[13]。HIV抗体の実施にあたっては、本人の同意が必要ですが、同意は書面でなくとも口頭による同意も可能です[14]。

　間質性肺炎等後天性免疫不全症候群の疾病と鑑別が難しい疾病が認められる場合やHIVの感染に関連しやすい性感染症が認められる場合、既往がある場合又は疑われる場合でHIV感染症を疑う場合は、本検査を算定できます。

※ HIV感染症

　厚生労働省エイズ発生動向調査によれば、2020年の新規HIV/AIDS報告数は1,095名であり、2013年（1,557人）をピークに減少傾向がみられます（図2）。ただし、新型コロナウイルス感染症流行後、保健所におけるHIV検査事業縮小に伴い、検査件数が大幅に減少（2019年142,260件、2020年68,998件）している点は注意が必要です。2021年の新規HIV/AIDS報告数に占めるゲイ・バイセクシュアル男性の割合は65.6%であり、わが国におけるHIV感染は、ゲイ・バイセクシュアル男性に集中しています。

■ 図2 全国の感染経路別新規HIV感染者とAIDS患者数の年次推移（1985〜2021年）

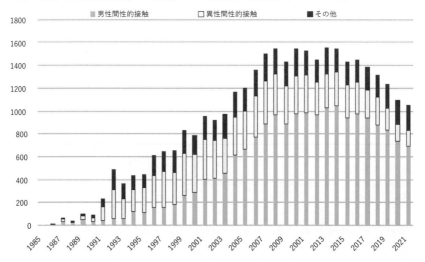

エイズ動向委員会. 令和3（2021）年エイズ発生動向年報（1月1日〜12月31日）より

　抗HIV療法の進歩はめざましく、HIV感染症は長期生存が望める慢性疾患へとシフトしつつある一方、生活習慣病（p.162「ゲイと糖尿病」参照）や、非エイズ関連悪性腫瘍（p.121肛門癌「男性におけるHPVワクチン」参照）、ホジキン病、肺癌、肝細胞癌など）の合併が問題になりつつあり、HIV陽性者へのケアと治療には、総合診療的なアプローチが必要となってきています。

　予防面でもめざましい進歩がみられています。抗HIV療法の個人への早期の開始は、本人の予後に加え、パートナーへの感染予防に極めて有効であることが、大規模な臨床試験HPTN052で証明された結果[15]、U=U（Undetectable=Untransmittable）すなわち、早期の治療開始によりウイルスがコントロールされれば、性交渉によりパートナーへ感染させることはなくなる、という概念が確立されました。

　暴露前予防投薬（Pre-exposure prophylaxis: PrEP）は、HIV陰性者が抗HIV薬を定期的に内服することにより、HIV感染を予防する手段です。WHOはHIV感染リスクのあるすべての人に推奨しており、HIV予防対策の一環として、広く諸外国で承認され実施されています。一方、わが国において保険適用はなく、当院を受診したゲイ男性の中には、インターネットで抗HIV薬を個人輸入し、服用している方がいます。PrEPはHIVにのみ有効であり、薬の正しい内服に加え、HIVおよび他の性感染症の検査や、副作用としての腎機能検査を定期的に行う必要がありますが、いずれも保険適用がなく、PrEPの安全かつ効果的な実施には複数の障壁が存在します。わが国の健康保険と予防は馴染みませんが、PrEPの高い有効性と、万が一HIVに感染した際に生涯で1億円要するといわれる抗HIV療法のコストとをバランスにかけ、保険適用の是非について国民的な議論が必要と考えられます。当院で作成したPrEPについての説明資材を図3に示します。

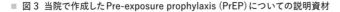

■ 図3 当院で作成したPre-exposure prophylaxis (PrEP) についての説明資材

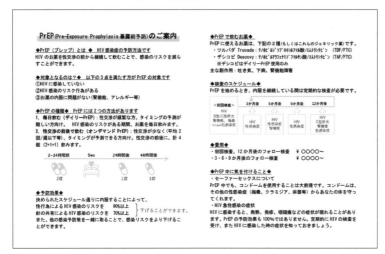

※ アメーバ赤痢を含む腸管感染症

アメーバ赤痢は、糞便中に含まれる *Entamoeba histolytica* の嚢子を経口摂取することにより感染が成立し（糞口感染）、症状としては腸管症状（アメーバ性大腸炎）と、腸管外症状（アメーバ性肝膿瘍など）が挙げられます（p.76「何か変なもの食べたかな？　感染の様式と性行動」参照）。ゲイ・バイセクシュアル男性における流行や輸入感染が主と考えられてきましたが、近年異性間性的接触による感染報告数が、同性間のそれを上回りました[16]。

アメーバ性大腸炎は、糞便または大腸粘膜生検標本から、顕微鏡的（直接塗抹鏡検、病理学的検査を含む）、免疫学的、あるいは遺伝子検査で診断します。新鮮便の直接塗抹鏡検による栄養体の観察はベッドサイドで実施でき簡便ですが、習熟を要します。免疫学的検査としてenzyme-linked immunosorbent assay法による迅速検査キットが複数発売されていますが、保険適用がありません。治療は、メトロニダゾール10日間内服後、パロモマイシン10日間内服です。診断さえできれば治療は難しくありませんが、診断に難渋し適切な治療が遅れたり、不必要な治療がなされたりした際に重症化することがあります。

アメーバ赤痢のほかに、ゲイ・バイセクシュアル男性において問題となる腸管感染症として、原虫感染症としてジアルジア症、クリプトスポリジウム症、

細菌感染症として細菌性赤痢[7]があげられます。

※ 直腸炎

p.58「直腸炎とセックス―問診・診察編―」参照

※ A型肝炎を含むウイルス性肝炎

　A型肝炎ウイルスは食中毒の原因病原体の一つですが、ゲイ・バイセクシュアル男性においては性交渉で感染が成立し、急性A型肝炎のアウトブレイクが起こることがあります。わが国において1998〜1999年にかけて[18]および、2018年に[19]アウトブレイクがみられました。日頃のゲイ・バイセクシュアル男性へのA型のみならず、B型肝炎ワクチンの積極的な接種の勧奨が重要ですが（p.110「備えあれば患い無し」参照）、A型およびB型肝炎ワクチンは保険適用がなく、費用の面で接種を勧めづらいのが現状です。私はゲイ・バイセクシュアル男性全例にお勧めしたうえで、接種に前向きでない人には、東京都感染情報センターが公開している、A型肝炎の年別患者報告数の推移[20]をおみせし、万が一発症し入院した場合、ワクチンの接種費用どころではなくなることをお話し、粘り強くA型およびB型肝炎ワクチンの接種をお勧めしています。C型肝炎については、p.98「ゲイとC型肝炎」を参照して下さい。

※ 性感染症のスクリーニングとワクチン

　性的に活発な個人にとって、セクシュアリティにかかわらず、性感染症の定期的なスクリーニング検査は重要です。しかし、わが国の健康保険では、無症状の場合、性感染症の検査は保険適用外であり、保健所などの検査、自費診療による検査や、インターネットで流通している郵送検査※に頼らざるを得ません。咽頭のクラミジア・淋菌感染症の検査に馴染みのある医師が限られていること、また直腸のクラミジア・淋菌感染症の核酸増幅検査はそもそも未承認であることから、質が高くアクセスしやすい性感染症のスクリーニングの機会は、限られているといわざるを得ません。

　咽頭検査には咽頭スワブを用いますが、検査試薬によっては、うがい液を検体とすることが可能です。直腸検査には、肛門にスワブを3〜5cm挿入し、5〜10

秒間回転させて抜去したものを検体として用います。

　米国 Centers for Disease Control and Prevention (CDC) が推奨する、ゲイ・バイセク
シュアル男性における性感染症スクリーニングとワクチンを表6に示します[21]。
CDCは、咽頭のクラミジア感染症のスクリーニング検査を推奨していません。
一定の条件下では髄膜炎菌ワクチンを推奨する専門家もいますが[22]、すべての
ゲイ・バイセクシュアル男性への推奨には至っていません。

■ 表6 米国 Centers for Disease Control and Prevention (CDC) が推奨する、ゲイ・バイセクシュアル
男性における性感染症スクリーニングとワクチン

性感染症名	頻度	備考
HIV感染症	3〜6ヶ月に1回	
梅毒	3〜6ヶ月に1回	
クラミジア感染症	3〜6ヶ月に1回	核酸増幅検査を推奨 尿（前年に挿入の性交渉があった場合） 直腸擦過物（前年に被挿入のアナルセックスがあった場合、自己採取でも可）
淋菌感染症	3〜6ヶ月に1回	核酸増幅検査を推奨 咽頭（前年に被挿入のオーラルセックスがあった場合、自己採取でも可） 尿（前年に挿入の性交渉があった場合） 直腸擦過物（前年に被挿入のアナルセックスがあった場合、自己採取でも可）
B型肝炎	該当なし	HBs抗原，HBc抗体，HBs抗体を測定 既往やワクチン接種の有無が不明の場合はワクチンを接種（既往がある場合でも副反応は増加しない）
C型肝炎	少なくとも1回、 HIV陽性者では1年に1回	
推奨されるワクチン	A型およびB型肝炎ワクチン　季節性インフルエンザワクチン Human papillomavirus (HPV) ワクチン（26歳まで）	

（文献21より著者作成）

※疾患の早期発見の補助を目的として行われる検査。
事業者により提供された検査器具を使用し、自己採取した検体を郵送等の手段を用いて事業者に送付し、
事業者が検査室で検査を実施し、その検査結果を受験者に通知するサービス。
主にインターネットを介して売買され、結果はインターネットで通知される。

2-2　非感染症

※　生活習慣病

　p.162「ゲイと糖尿病」参照

※ 物質依存障害

p.174「繰り返す軟部組織感染症」参照

※ 肛門疾患

p.152「お尻は多くを語ってくれる」参照

3 レズビアン・バイセクシュアル女性

　わが国におけるレズビアン・バイセクシュアル女性の健康課題を調査した報告は極めて限られています。また、当院を受診するレズビアン女性の割合は、ゲイ・バイセクシュアル男性に比べて少ないのが現状です。海外の文献では、レズビアン・バイセクシュアル女性において、肥満、悪性腫瘍（乳癌・子宮頸癌・卵巣癌）、うつを含む精神障害、アルコールおよび物質使用障害、ドメスティック・バイオレンスといった健康課題が指摘されています[1)23)]。

3-1　感染症

　従来、レズビアン女性におけるHIV/性感染症のリスクは低いと考えられてきましたが、CDCによれば、バイセクシュアル女性における性感染症リスクは、女性としかセックスをしない女性よりも高く、異性愛女性と同等とされています[21)]。系統的レビューとメタ解析によれば[24a)34)]、細菌性膣炎の発生のリスクは、新たなもしくは複数の男性パートナーを持つことで1.6倍、女性のセックス・パートナーを持つことで2.0倍、コンドーム使用により0.8倍になることが報告され、レズビアン・バイセクシュアル女性はその女性パートナーの膣内細菌叢に影響を及ぼすことが指摘されています[25a)35)]。異性愛女性と異なり、レズビアン・バイセクシュアル女性が細菌性膣炎を発症した場合、その女性パートナーの検診と治療を行う必要があるかもしれませんが、無作為化比較試験で評価されていません。また、レズビアンと自認している女性においても、男性との性交経験を有している場合があります。たとえ男性と性交経験がなくとも、女性間での性的接触や性具の共有によりhuman papillomavirus (HPV) の伝搬による子宮頸部の

高度異形成が起こり得ます。男性との性交経験の有無に関わらず、子宮頸癌検診及びHPVワクチン接種は重要です。

3-2 悪性腫瘍

　わが国においては、女性一般において検診の受診率はOECD加盟国の中では低い現状があります（2016年の50〜69歳の乳癌検診受診率42.3%、20〜69歳の子宮頸癌検診受診率42.4%[26]）。妊娠時に行われる検診や、結婚による夫の扶養下での社会保険組合による検診の機会が、異性愛女性に比べて少ないことを考慮すると、レズビアン・バイセクシュアル女性の検診受診率はさらに低いことが推測されます。

　医療者や当事者における、女性同士のセックスではHPV伝搬が起こりにくく、子宮頸癌のリスクが低いという誤解や[27]、婦人科における、受診者が異性愛者であるという前提での問診や内診に対する抵抗感、女性同士で婦人科に受診すると奇異の目でみられるのではないかという不安が、検診への障壁になっている可能性があり、レズビアン・バイセクシュアル女性の検診受診状況の現状調査が望まれます。

4 トランスジェンダー

　私は2012年9月に、マニラで開催されたWHO主催のアジア太平洋地域のトランスジェンダーにおけるHIV/性感染症および健康へのニーズに関する国際会議に出席しました。各国からのトランスジェンダー当事者を中心に、HIV/性感染症に関する政策、人権や尊厳といった重要課題について議論され、それらと同じ熱量で議論されたのは、安全なホルモン療法や外科治療が提供される医療環境の実現（スタンダードケアの策定、医療従事者への教育）とアクセスについてでした[28]。我々医療者は、当事者にとって、安全なホルモン療法や外科治療は優先度が高いことを理解する必要があります。

4-1　医療へのアクセス

　自身の性自認と、保険証の性が異なる場合、医療機関への受診に障壁が存在することは、容易に想像ができます。当院では問診票に性別欄を設けておりませんが、それは当院が小さな診療所で、個室で時間をかけて対応できるからであり、医療機関で医療側が患者さんの出生時の性別を把握しておくことは、患者さんの取り違えなどの医療事故の防止になるなど、患者さんに一定のメリットがあることを忘れてはならないと思います（p.186「しらかば診療所での勤務の思い出」参照）。

　また、多くの医療機関で既に実施されていますが、当院では受付の際に患者さんに番号札をお渡しし、名前ではなく番号で診察室によび入れています。

4-2　ホルモン療法の身体への影響

　p.146「トランスジェンダーへのホルモン療法」参照

4-3　外科治療

　内外性器の手術である性別適合手術、乳房切除術、音声手術、豊胸術が含まれます（表7）。どのような範囲の手術を、どの順序で、どのように行うかの選択は、十分なインフォームド・ディシジョンと本人の意思を尊重しながら、医療側の検討を加えて決定されます。2018年に性別適合手術や乳房切除術の保険適用が認められましたが、多くの例で先行しているホルモン療法は保険適用が無いため、混合診療の観点から健康保険が適用されたケースは限られています。自費で治療を受けたり、本分野では症例数および技術のうえで有数の病院が集まるタイに渡航し、現地で治療を受ける当事者は少なくありません。

　手術に至る手続きおよび、手術の実際の詳細は、他文献[29,30]に譲ります。

■ 表7 性同一性障害に対する外科治療の内容

	Male to Female (MtF) トランスジェンダー （トランス女性）	Female to Male (FtM) トランスジェンダー （トランス男性）
性別適合手術	精巣摘出術 陰茎切除術 造膣術 外陰部形成術	**第1段階の手術** 卵巣摘出術 子宮摘出術 尿道延長術 膣閉鎖術
		第2段階の手術 陰茎形成術
性別適合手術以 外の手術	音声手術 豊胸術	乳房切除術

4-4　感染症

　CDCは、米国におけるMtFトランスジェンダーにおけるHIV陽性率は14%であり、淋菌・クラミジア感染症の有病率は、ゲイ・バイセクシュアル男性と同等と報告しています[21]。FtMトランスジェンダーにおけるHIV陽性率は2%であり、すべてのトランスジェンダーに対しHIV検査が推奨されています。適切なHIV/性感染症のスクリーニングのためには、医療側は性別適合手術の有無と範囲、解剖学的な現状、セックスの相手の性や性交の方法を把握する必要があります。例えば、FtMトランスジェンダーで、乳房切除術後、第一段階・第二段階の手術（表7）が未施行で、セックスの相手が男性で、性交時には膣を使うという人がいます。この場合、性感染症のスクリーニングは女性と同じです。なお、MtFトランスジェンダーで造膣術を行った場合の、淋菌・クラミジア感染症の適切なスクリーニング方法は定まっていません。

4-5　メンタルヘルス

　諸外国での研究のレビューでは、MtFトランスジェンダーにおいてうつの頻度は高く、Center for Epidemiologic Studies Depression Scale 16以上が63〜64%にみられています[31]。トランスジェンダー全般において、自殺未遂行動や自傷行為、不安障害の頻度は非トランスジェンダーより高く、ドメスティック・バイオレンスや物質使用障害、セックスワークに巻き込まれることがあります。性同一性

障害の診断時に、精神医療やケアにつながることがありますが、診断を受けずにホルモン療法を受けている人はケアにつながりにくいのが現状です。

4-6　ヘルス・メンテナンス

　多くは非トランスジェンダーと共通していますが、身体的治療（ホルモン療法、性別適合手術、その周辺の手術）によっては、異なる注意が必要となります。性別移行中・移行後のMtFとFtMトランスジェンダーにおける、ヘルス・メンテナンスの推奨を表8に示します。

■ 表8　性別移行中・移行後のMtF・FtMトランスジェンダーにおけるヘルス・メンテナンスの推奨

	Male to Female (MtF)トランスジェンダー	Female to Male (FtM)トランスジェンダー
乳癌	50歳以上で、乳癌リスク（5年以上の女性ホルモン投与歴、家族歴、肥満度35以上）のある患者において検討	乳房温存：女性と同じスクリーニング 乳房切除後：1年に1回、胸壁と腋窩の診察
子宮頸癌	造膣術後：スクリーニング不要	子宮頸管温存：女性と同じスクリーニング（papスメア） 子宮頸管摘出後：スクリーニング不要
前立腺癌	男性と同じスクリーニング	該当なし
心血管疾患	リスクをスクリーニング	リスクをスクリーニング
糖尿病	エストロゲン投与でリスク上昇	通常のスクリーニング
脂質異常症	エストロゲン投与中：1年に1回脂質をスクリーニング	テストステロン投与中：1年に1回脂質をスクリーニング
骨粗鬆症	精巣温存：男性と同じスクリーニング（DEXA*）	65歳以上の全例に対しスクリーニング（DEXA） 5年以上ホルモン療法を実施していなければ、50-65歳もスクリーニング（DEXA）
感染症	CDC**もしくはUSPSTF***ガイドラインに沿ってC型肝炎、HIV、性感染症をスクリーニング	CDCもしくはUSPSTFガイドラインに沿ってC型肝炎、HIV、性感染症をスクリーニング

（文献30, 31より著者作成）
* Dual-energy X-ray absorptiometry
** Centers for Disease Control and Prevention
*** United States Preventive Services Taskforce

　ホルモン製剤の長期使用による心血管疾患への影響は明らかではありませんが（女性ホルモンの長期使用は、静脈血栓塞栓症、心血管疾患や糖尿病のリスクを高める可能性あり、p.146「トランスジェンダーへのホルモン療法」参照）、禁煙、血糖、脂

質の管理はそのリスクを低下させます。心血管疾患発生リスクのスコア（吹田スコア、ASCVD risk estimator など）の使用において、出生時の性と、治療によって移行した性のどちらを選択すべきかに関するガイドラインはなく、ホルモン療法を始めた時期が遅ければ前者、早ければ後者を選ぶのが妥当とする意見があります[32]。

　同様に、トランスジェンダーにおける臨床検査の基準値は定まっておらず、検査項目ごとに柔軟に判断する必要があります。例えば、MtFトランスジェンダーでは、筋肉量が保たれている時期は、クレアチニンは女性の正常上限より高値でしょう。FtMトランスジェンダーでは、無月経とテストステロン補充により、ヘマトクリット値は男性の範囲になる可能性があります[33]。

謝辞

　本章執筆の上で、貴重なアドバイスを頂いた、当院 鈴木 節子 看護師ならびに国立国際医療研究センター病院 国際感染症センター 佐藤 ルブナ 医師に、感謝申し上げます。

文献

1. Potter J, et al: Clinicians and the care of sexual minorities. In: Makadon HJ et al. eds. Fenway Guide lesbian, gay, bisexual, and transgender health pp 3 -24, American College of Physicians, 2008.
2. King M, et al: A systematic review of mental disorder, suicide, and deliberate self harm in lesbian, gay and bisexual people. BMC Psychiatry 8 :70, 2008.
3. Hidaka Y, et al: Attempted suicide and associated risk factors among youth in urban Japan. Soc Psychiatry Psychiatr Epidemiol 43:752-757, 2008.
4. 国立感染症研究所：注目すべき感染症 梅毒. IDWR 47: 7 -9, 2021.
5. Tsuboi M, et al: Prevalence of syphilis among men who have sex with men: a global systematic review and meta-analysis from 2000-20. Lancet Glob Health 9 :e1110-1118, 2021.
6. 井戸田 一朗, 他：コミュニティセンター「かながわレインボーセンターSHIP」の夜間 HIV/STIs即日検査相談を受けた MSM (men who have sex with men) の特徴及び罹患率. 日本公衆衛生雑誌 60:253-261, 2013.
7. 厚生労働科学研究費補助金「エイズ対策政策研究事業ゲイコミュニティにおけるコホートの構築と HIV および梅毒罹患率の推計に関する研究」（研究代表者：塩野徳史）平成27年度報告書. https://mhlw-grants.niph.go.jp/project/26751（2022年 1 月 9 日アクセス）
8. Itoda I, et al: Clinical features of syphilis patients detected by PCR and molecular typing of Treponema

pallidum at an urban community-based STI clinic in Japan. 19th IUSTI Asia-Pacific Conference. Okayama, 2016.

9. 日本性感染症学会梅毒委員会梅毒診療ガイド作成小委員会. 梅毒診療ガイド. http://jssti.umin.jp/pdf/syphilis-medical_guide.pdf（2022年1月9日アクセス）

10. 日本性感染症学会 梅毒委員会. ベンジルペニシリン持続性筋注製剤「ステルイズ·水性懸濁筋注シリンジ」について. http://jssti.umin.jp/pdf/211117steruizu.pdf（2022年1月9日アクセス）

11. 今村顕史：皮膚科医に役立つHIV感染症の「い・ろ・は」. 医薬の門 57:188-191, 2017.

12. 井戸田一朗, 他：都内診療所における男性性感染症患者のHIV陽性率. 日性感染症学雑誌 23:131-134, 2012.

13. 医学通信社編：診療点数早見表 第2章 特掲診療料 第3部 検査. pp436, 医学通信社, 2020.

14. 厚生労働省健康局結核感染症課長通知. 後天性免疫不全症候群に関する特定感染症予防指針の改正に係る留意事項について. 平成30年1月18日. https://www.mhlw.go.jp/file/06-Seisakujouhou-10900000-Kenkoukyoku/0000193869.pdf（2022年1月9日アクセス）

15. Cohen MS, et al: Antiretroviral Therapy for the Prevention of HIV-1 Transmission. N Engl J Med 375:830-839, 2016.

16. 国立感染症研究所：アメーバ赤痢　2007年第1週〜2016年第43週. IASR 2016; 37:241-242.

17. 鯉渕 智：性感染症（STD）としての細菌性赤痢. HIV感染症とAIDSの治療 3 :35-37, 2012.

18. 武市 朗子, 他：男性同性愛者における急性A型肝炎の流行についての検討. 感染症雑誌74: 716-719, 2000.

19. Yoshimura Y, et al: Hepatitis A Outbreak Among Men Who Have Sex With Men, Yokohama, Japan, January to May 2018. Sex Transm Dis 46:e26-27, 2019.

20. 東京都感染症情報センター. A型肝炎の流行状況. http://idsc.tokyo-eiken.go.jp/diseases/hepatitis-a/hepatitis-a/（2022年1月9日アクセス）

21. Centers for Disease Control and Prevention. Detection of STIs in Special Populations. Detection of STIs in Special Populations. https://www.cdc.gov/std/treatment-guidelines/specialpops.htm（2022年1月9日アクセス）

22. Martín-Sánchez M, et al: Meningococcal vaccine uptake among men who have sex with men in response to an invasive meningococcal C disease outbreak in Melbourne, Australia. Sex Transm Infect 96:246-250, 2020.

23. 藤井ひろみ：レズビアンヘルス研究の検討：レズビアンヘルスと看護研究. pp 1 -18, 晃洋書房, 2020.

24. Fethers KA, et al: Sexual risk factors and bacterial vaginosis: a systematic review and meta-analysis. Clin Infect Dis 47:1426-1435, 2008.

25. Vodstrcil LA, et al: Incident bacterial vaginosis (BV) in women who have sex with women is associated with behaviors that suggest sexual transmission of BV. Clin Infect Dis 60:1042-1053, 2015.

26. がんの統計編集委員会編：がんの統計'18. がん検診受診率の交際比較 pp124, 公益財団法人がん研究振興財団, 2019.

27. Potter JE: Do ask, do tell. Ann Intern Med 137:341-344, 2002.

28. World Health Organization. Regional Office for the Western Pacific. Report of the Consultation on HIV, STI and Other Health Needs of Transgender People in Asia and the Pacific, Manila, Philippines, 11-13 September 2012. Manila, Philippines. https://iris.wpro.who.int/handle/10665.1/10581（2022年1月20日アクセス）

29. 日本精神神経学会 性同一性障害に関する委員会. 性同一性障害に関する診断と治療のガイドライン（第 4 版改）. https://www.jspn.or.jp/uploads/uploads/files/activity/gid_guideline_no 4 _20180120. pdf（2021年11月 4 日アクセス）

30. 難波 祐三郎：性同一性障害／性別違和に対する外科治療（特集 医療スタッフが知っておきたい性的マイノリティと医療）. 医学のあゆみ 279:260-263, 2021.

31. Reisner SL, et al: Global health burden and needs of transgender populations: a review. Lancet 388:412-436, 2016.

32. Hashemi L, et al.: Transgender Care in the Primary Care Setting: A Review of Guidelines and Literature. Fed Pract 35:30-37, 2018.

33. Feldman J, Deutsch MB. Primary care of transgender individuals. In: UpToDate, Post TW (Ed), UpToDate, Waltham, MA.（2022年 1 月21日アクセス）

34. Fethers KA, et al: Sexual risk factors and bacterial vaginosis: a systematic review and meta-analysis. Clin Infect Dis 47:1426-1435, 2008.

35. Vodstrcil LA, et al: Incident bacterial vaginosis (BV) in women who have sex with women is associated with behaviors that suggest sexual transmission of BV. Clin Infect Dis 60:1042-1053, 2015.

（井戸田　一朗）

LGBTQはなぜ生きづらいのか

　しらかば診療所を作るきっかけになったことに一つに、AGPという任意団体のやっている電話相談で、私たちが経験したことがある。

　LGBTQが医療機関や相談機関を利用しようとするときにどんな難しさがあるのかを、相談者の言葉からひしひしと痛感させられたのだが、中でも忘れられないのが「うつになって精神科にかかったが、主治医に自分がゲイであることを話すと、うつは診られるがゲイであることは診られないといわれた」という相談。

　本人は自分のうつにはゲイであることが大事だと思って、この二つは関係していると思って、思い切って主治医に話したのに、一方は診られるが他方は診られないと返されたという話。あまりに印象的だったから、その後このエピソードは事あるごとに話や文章の枕として使わせてもらっている（今回も使いました）。

　この「主治医」はゲイだという言葉を聞いただけで、それ以上話を聞きたくなくなるような差別主義者なのか？いやいや、私も一応医師だから、医師の側に立ってこの「主治医」の発言を考えてみると、これは実は「主治医」はセクシュアリティやLGBTQの問題には明るくないので、ちゃんと「専門家」にかかったほうがいいですよという、医師としてある意味「誠実な」態度だったのかもしれない。

　ちょっと苦しいかな。

　あるいはこんなふうにも考えられる。「主治医」は今の時代の医師として、「ゲイであること」つまり「同性愛」が既に精神科の病気ではないこと、あるいは病気として扱うものではないことを知っていた。だからそれは扱いませんよと

いうことを実はいいたかったのかも知れない。

　それならあるかな。

　今の精神科医は、「同性愛」が疾患でないことは知識として皆知っている。だからそれは「問題になることではありませんよ」といいたかったのかも知れないが、うまく患者にメッセージが伝わらなかったか。

　その通り、同性愛はすでに精神疾患には載っていない。同性愛の扱いは、精神医学にとって当初から悩ましいテーマだったが、長く疾患として扱った時代を経て、80〜90年代初めにかけて、精神科の診断基準から同性愛は完全に削除された。またトランスジェンダーも、「性同一性障害」といういったんは医療化を経て、最近はDSM-5での「性別違和」、ICD-11でも「性別不合」への名称変更など、「脱医療化」が進んできている。つまり、病気や疾患や障害として扱うのではなく、人の性のあり方、あるいは人の生き方のバリエーションの一つとして認識されるようになっている。医療者たちがそれを理解して、病気や障害としてでなくLGBTQをみてくれることも非常に大事なことなのだ。でもそうなると、初めの例のように現場では何かが抜け落ちてしまう。あるいは病気じゃなくなったのに、LGBTQはいぜん多くの「生きづらさ」を抱えながら生活している。それはなぜなのか？

　そうなのだ、「もうLGBTQは病気ではありませんよ、障害ではありませんよ」といわれても、LGBTQにとって「とかくこの世は生きにくい」のである。「病気でないのなら、この辛いのはどうしてなのだ？」と思うのである。電話相談や診察室でしばしば聞かれるLGBTQの生きづらさを示すような言葉を表1に挙げてみた。

■ 表1　LGBTQの「生きづらさ」

• 生きていくのに自信が持てない
• 物事がうまくいかないと、すぐに自分が悪い、自分はダメな人間だと思ってしまう
• うまく人間関係が保てない、距離の取り方が難しい
• 職場や学校で親しい同僚や友人を作れない
• 気分の浮き沈みがある。頑張りすぎてしまう一方で、時に死にたくなったりする

　昔からその生きづらさを説明する言葉の一つとして、「内在化されたホモフォビア internalized homophobia」という言葉がある。以前よりは日本でもだいぶましになったとはいえ、テレビなどのメディアでは、LGBTQ に関する否定的な見方、これを揶揄したりおもしろがったりする見方がなおたくさん流れている。「内在化されたホモフォビア」というのは、つまりそんな世の中の LGBTQ に対する否定的な見方を当事者自身が取り込んでしまうということ。その否定的な見方はたちまち自分自身に返ってくるから、いつも自信がなかったり、自己評価が低かったり、自己嫌悪を抱いていたり。「自分でよい」という感覚や自分を大切にする気持ち（自尊感情）が乏しくなっていたり。これは当然人との関わり方やメンタルヘルスにも影響してくる。

　「マイノリティ・ストレス」（Meyer）という言葉もあって、これは「スティグマ化された集団」、つまり差別的なレッテルを貼られた集団、多くはマイノリティだが、それがさらされる過剰なストレスのこと。人種、ジェンダー、疾患など他のマイノリティにも通じるもので、かなり構造化された慢性的なもの。ただし人種などであれば、外からわかるし、親や家族も同じ集団の中にいることが多いから、そういうストレスがあるという前提でケアや対応もできるけれど、LGBTQ では外から容易にはわからない場合も多く、身近な人も気づかない可能性がある。なので余計に孤立感が強いかもしれない。

　また最近私は「マイクロアグレッション」という考え方があることを知った。それは何かというと「ありふれた日常の中にある、ちょっとした言葉や行動や状況であり、意図の有無にかかわらず、特定の人や集団を標的とし、人種、ジェンダー、性的指向、宗教を軽視したり、侮辱したりするような、敵意ある否定的な表現（Sue 他,2007）」。うーん、きっとあれだな。私たちの周りに、あまりに身近にありすぎて、それこそ空気のようにあって、発した人も発された人も気づかずすぐには反応できないような言葉や態度やニュアンスだな。トラウマの専門家の宮地尚子先生が「真綿で首を絞めるような」慢性のトラウマといった、あれに近いものだ。こういうのに、私たちはずっと苦しめられてきたのだ。

　ここまで来たら、この話もしておかないといけないだろう。心的外傷後ストレス障害、いわゆる PTSD には、以前より複雑性 PTSD（Complex PTSD、CPTSD）という考え方がある。逃れることができないような長期反復するトラウマを受

けた際の影響は、従来のPTSDの3症状（再体験、回避症状、脅威の感覚）に留まらず、三つの自己組織化の障害（感情制御困難、否定的自己概念、対人関係障害）をも個人にもたらすとされていて、これがいよいよICD-11に載るようだ。まだ従来のPTSDの条件を満たすことが定義上必要らしいが、それぞれの強度は小さいかもしれないけれど、長く間断なく繰り返される「マイクロ・アグレッション」や「真綿で首を絞めるトラウマ」にさらされたときの影響は、まさに複雑性PTSDに通じるところがあるだろう。三つの自己組織化の障害が表1で挙げたLGBTQの生きづらさと大いに重なることにも気づくだろう。しかもこの複雑性PTSDはパーソナリティ障害、双極性障害、ADHDなど他の病気とも間違いやすくて、そういう診断がつくことも多いという。まさにLGBTQは周囲からの有形無形に繰り返されるトラウマ体験を、くぐり抜けてきたサバイバーの面があるのだと思う。

　つまりLGBTQの生きづらさは、社会や周囲から有形無形に受けるストレス、それも大きなトラウマを引き起こすような体験ではなく、日常にありふれていて常にLGBTQがさらされてしまう無理解や誤解、揶揄や嘲笑や偏見などの積み重ねから来るものが多いと思われる。その中には慢性のトラウマとして、個人の深いところに影響するものもあるだろう。その中を生き延びて行くには、一人では難しい。同じ興味や目的を持った人たちとつながるのがよい。つながって、何でもよいのでこの社会をLGBTQにとって少しでも住みやすいもの、生きやすいものに変えていくこと。それに少しでも参加してみること。それがひいては自己効力感を高めて、生きづらさを軽減してくれる役に立つのだと思う。私にとって、しらかば診療所はそんな場所の一つだ。

文献

1.　針間克己、平田俊明編著：セクシュアル・マイノリティの心理的支援.岩崎学術出版社,2014.
2.　宮地尚子：トラウマの医療人類学.みすず書房,2005.
3.　デラルド・ウィン・スー：日常生活に埋め込まれたマイクロアグレッション.明石書店,2020.

（林　直樹）

真夜中は別の顔…?

私は現在、都内のエイズ診療拠点病院で週3回の非常勤の形で勤務しなが
ら、二つのクリニックや空港の検疫所、一般企業などのフィールドで働い
ています。クリニックで外来をしているときと総合病院で勤務するとき、
産業医として出社するときなど、私の勤務スタンスもその場に合わせて変
わりますし、それぞれの「顔」があります。実は、セクシャルマイノリテ
ィーの人たちも、ある意味多くの「顔」を持っています。今回は、診療場
面で出会うHIV陽性の方と接するときに垣間見える「顔」とその背景につ
いてお話ししようと思います。

1　拠点病院とクリニック

　クリニックで外来をしていると、他の拠点病院でHIVの治療をされている方
が、性感染症などの心配でふいに来院されることがあります。HIV感染症の治
療状況も大事な情報ですのでお伺いしつつ、「ところで主治医の先生にはきいて
みましたか?」と聞くと、ほとんどの方が「先生たちはいつも忙しそうだし、
ましてやいまはコロナもあるから、こんなことで相談するのは悪いかなと思っ
て」とおっしゃいます。私の患者さんも、そうやって別の先生に診てもらって
いるのだろうなと思いながら、さらに話を掘り進めてみると、「好き勝手して
HIVに感染したのに、まだハッテン場にいったりして、性病もらってきたなん
ていえないです。」という言葉がでてきます。
　もちろん、いろんな方がいらっしゃるので、「先生、また梅毒かかったと思い
ます、あはは〜」とあっけらかんとしている方もいます(しかも、往々にして
その診断は正解です)。それでも多くの人はHIVに感染したことを「自分のした

ことの報い」のように考えていて、そのうえでまだセックスをしたがるのかという目でみられるのではないか、と感じてしまうのかもしれません。もしそういう想いをさせているのであれば、私を含め医療者は深く反省しなければいけませんが、陽性者自身もそういう風に思い込んでいる部分があるのではないかと思います。

2　いいにくい話

　一般的に患者さんは、医療者、とくに医師の前では「いい子でいよう」「いい人でないといけない」と思いがちですが、HIV陽性の方ではその傾向が強いように思います。

　たとえば、診療場面ではアドヒアランスについて尋ねますが、そのときに「薬は"ちゃんと"飲めていますか？」ときくと、多くの人は「はい」と答えます。でもきき方を変えて、「この前はこんな感じで飲めないこともあったといっていたけど、最近はどうですか？」と伺うと、「いやー、実は最近も…」と返ってきて、そこから深い話ができることもあります。

　違法薬物の使用について尋ねる場合も、多くの人は「ゲイというだけでも引かれているかもしれないのに、薬物のことなんていえない…」と思い、「ありません」と答えてしまいがちです。しかし、「以前はセックスのときにラッシュとか使ったりしていましたけど、使ったりしたことがあります？」と聞くと、「あ、昔はありましたね、実は今も…」と答えてくれることもあります。

　なぜ聞き方を変えると答えやすくなるのか。その背景には二つの要因があると思っています。一つ目は「ゴメオ」とか「ラッシュ」（違法になりましたし、以前ほど使われませんが）といったセックスドラッグの名前、「ハッテン場」「タチ／ウケ」などの用語を使うことによって、少なくともそういう基礎知識はありますよ、話してもらってもわかりますよ、という意思表示になります。

　二つ目は、「治療薬は飲み忘れることがある」「セックスでは（違法）薬物を使うこともある」という一般化をすることで、そうした現象はあなただけのことではない、という安心感を与えられるわけです。それでもなかなか本当のこと

はいいにくいものですが、いわば「種を蒔いておく」ことが大事です。余談ですが、「なんでタチかウケかなんて聞かれないといけないんですか?」といわれたら、私は「近いうちにHIVの治療は落ち着いて、元気になっていくんだよ。いまはそんな気はなくても、また誰かとしたくなったり、パートナーをつくることがあると思う。そのときに、タチなのかウケなのかで具体的なアドバイスも変わってくるし、ぼんやり一般論を話しててもつまらなくないですか?」と返しています。

　もちろん、正解やマニュアル的な答えはありません。

　また、初診のときにセクシャリティーを尋ねますが、これも多くの患者さんがその答え方に躊躇したり、医療者の反応に嫌な想いを持つ機会になりえます。医療者にそんな気持ちはなくても、正直に自分のセクシャリティーを伝えることで、「色目」を使ってみられるのでは、と心配してしまうのでしょう。私の場合、診療場面でセクシャリティーを尋ねるときは、「すこしプライベートなことを伺いますが」と前置きを入れた上で、「セックスの相手は男性ですか、女性ですか、両方ですか?」とお伺いしています。

　ストレート/ゲイかかわらずスパッと答える人もいますが、ゲイであることをはっきりさせたくない場合は「両方」という選択肢も用意しています(少なくとも嘘をついている感じは薄れます)。初診時に「そういえば、以前サウナでオカマちゃんに触られたかもしれない…」といっていた人が、何年もしてから「実は僕、ゲイなんです」と伝えてくれることもあります。私としては「うん、知ってたよ」な訳ですが、患者さんにとってはこんなにも時間をかけないと伝えられないくらい、他人にはいいにくいことなんだな、と切ない気持ちにもなります。

3　専門家とつながる

　性的な話題というのは、殊に日本人が苦手とする分野の話です(これだけ性的なコンテンツが世の中にあふれていても)。ゲイ男性ひとつとっても、その性の様式にはさまざまなかたちがあります。セクシャルマイノリティーでない医

療者にとっては生理的に受け入れがたかったり、実感を持って話ができないこともあるかもしれません。そういうときはまず患者さんのお話を聴いて、よりフランクに話ができる心理士やソーシャルワーカー、患者サポート団体につなぐのも一つの手です。必ずしも自分（たち）ですべてを抱えるのではなく、話しやすい環境をつくりつつ、困ったら専門家に相談だ、でいいと思うのです。

　U=U といえる時代になり、最近ではPrEP という言葉が当たり前に使われるようになっています。その一方で、何度U=Uのデータを示して説明を尽くしても、それでも「やっぱり心配だから……」とセックスが楽しめなかったり、上手くパートナーシップを築けない陽性者もいます。私が患者さんとの関係で行き詰ったりしたとき、よく読み返す本[1]に、

「HIV is always present psychologically, even when it is absent in reality.」

というフレーズがあるのですが、まさにこの通りです。HIV というウイルスは陽性者の体内に侵入するだけでなく、陽性者と他の人たち（家族やパートナーも含めて）、社会との間に入り込んで、大きな障壁として居続けるのです。アドヒアランスがよくない方に対して、私たち医療者は「自分の問題なのに、どうしてこんなにもいい加減なのか…」と思ってしまいがちです。でも、その裏には、「毎日薬を飲むことで、いつでも自分はHIV陽性者なのだと思い知らされる」というつらい気持ちがあるかもしれないのです。違法薬物使用や、セックス依存の問題など、にわかには受け入れがたいことであっても、こうした「つらさ、生きにくさ」が潜んでいるのだということを、医療者は理解しておくべきだと思います。

　普段からセクシャリティーなど秘めごとが多く、他の人と比べて多くの「顔」を持っているセクシャルマイノリティーの人たちにとって、せめて診療空間だけは“よそ向きの「顔」ではなく、いいたいことがいえて自分らしくいられる場所”であるように、日々努力を重ねていこうと思っています。

文献

1. Mancilla M, Troshinsky L: Love in the time of HIV: the gay man's guide to sex, dating, and relationships. pp124, The Gilford Press, 2003.
2. Weiss R: Cruise control: understanding sex addiction in gay men. Alyson Books, 2005.
3. Shernoff M: Without condoms: unprotected sex, gay men & barebacking. Taylor & Francis Group, 2006.
4. Levounis P et al: The LGBT Casebook. American Psychiatric Association, 2012.

（矢嶋　敬史郎）

真夜中は別の顔

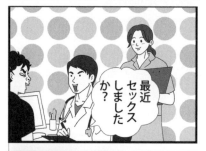

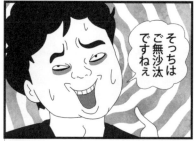

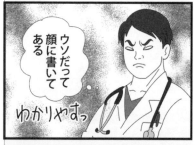

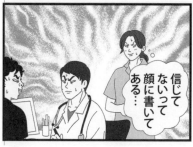

キーパーソンって？

　私が後期研修を終え、とある病院で勤務していたときのこと。

　複数の抗ウイルス薬を組み合わせた強力な抗HIV療法が登場し、HIVの治療が大きなターニングポイントを迎えたころです。

　肺炎で入院となった50代のゲイ男性患者さんがいました。精査により、ニューモシスチス肺炎によるエイズ発症と診断。ご本人はこれまでにHIV検査をされたことはなく、病名を告知した際に大きなショックを受けられましたが、できる限りの治療を希望されました。

　その患者さんに、入院当初よくお見舞いに来ていた初老の男性がいました。ベッドサイトに座って、静かににこやかにお話をされていました。

　入院後しばらくして患者さんのご両親が面会に来るようになりました。当然理解できることですが、患者さんから、ご両親を含むご家族に本当の病名を伝えないよう強い希望がありました。

　ところがしばらくして、どうしたことか、ご両親から家族以外の友人を面会に来させないようにとの希望がありました。

　次第に呼吸状態が悪くなりつつあるご本人にその件を伝えたところ、酸素マスクの下で、やむを得ない、とおっしゃいました。

　私はそれほど深く考えず、面会にいらしていた男性にその件をお伝えしたところ、一瞬はっとした表情を浮かべられましたが、すぐににこやかな表情に戻り、分かりました、とおっしゃり、その後二度と病院にみえることはありませんでした。

　CD 4 値は極めて低値で、ニューモシスチス肺炎に対し標準治療を行いましたが、呼吸状態は増悪する一方。とうとう気管内挿管による人工呼吸管理が必要となりました。挿管直前まで、ご両親への病名告知を拒否されました。集中的な加療を行いましたが、約 2 週間後に亡くなりました。ご家族に本当の病名を伝えず、死亡診断書にもエイズであったことを記載しませんでした。

1　キーパーソン概念の拡張を

　この症例には、いくつかの教訓があります。

　一つ目は、個人情報保護や法的な関係を重視するあまり私たちはつい家族を「キーパーソン」と考えがちですが、このケースでもそう判断する前に、もう少しご本人の意思と事情を確認するべきではなかったかということ。友人同士、同性パートナー、養子縁組、事実婚カップルなど**「家族」のあり方が多様化する中で、今は医療側も「キーパーソン」に関してもっとフレキシブルな対応と見極めが求められる時代なのではないか。**

　お二人の関係がどのようなものであったかは、今となっては知る由もありませんが、その初老の男性は、患者さんご本人がゲイであることはもちろん、真の病名をご存知で、おそらくゲイだったはずです。

　でなければ、私が、ご本人と家族がもう面会に来ないで欲しい、といったことをお伝えたした際に、何かおおっぴらにしたくないことを突かれたような、はっとした表情を浮かべることはなかったと思うのです。私は、今でもあの表情を忘れることができません。深く考えずにご本人と家族がいったことをそのまま伝え、その前に事情をよく確認しなかったことを、（おそらく）同じゲイとして深く後悔しています。

2　普段の診療で何をしておくべきか

　入院時に、キーパーソンが誰か聞いておくことはどの施設でもされていることでしょう。この患者さんは、いわゆる「いきなりエイズ」で入院後に HIV 感染症が判明したパターンであり、ご本人にもキーパーソンを誰にしたいかをじ

っくり考えるゆとりはなかったかもしれません。しかし、初老の男性が見舞いに来た時は、ご本人の意志を確かめるチャンスでしたが、私は見逃しました。性的マイノリティである患者さんに対しては、日頃から家族以外のキーパーソンを誰にしたいのかを訊ね、カルテに記載しておくことは意味があります。例えば私は、HIV感染症を持つ患者さんに対して、初診時に誰にHIV陽性であることを伝えているのかを訊ねてカルテに記載するようにしています。

3 当事者へ伝えたいこと

　性的マイノリティ当事者にも伝えたいことがあります。この患者さんは、ゲイであることについて、家族と折り合うことを避けてきた結果、こうした状況になったのではないか。私は性的指向を必ずしも家族にカミングアウトする必要はないと思っていますが、平素から本人が信頼できる友人を家族に紹介したり、緊急時の対応に関し意思表示をしておいたのならば、いずれ亡くなったにせよ、本人と周囲にとって違ったシナリオになったかもしれません。

　最後に、なぜこの患者さんはもっと早くにHIV検査を受けられなかったのか。免疫不全がここまで進行する前にHIV感染が分かっていたら、その後の経過も変わっていたでしょう。

（井戸田　一朗）

キーパーソンって

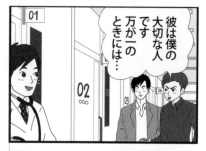

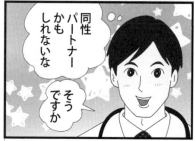

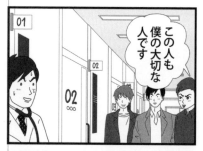

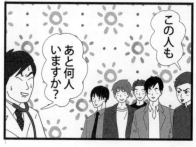

3本指の手

　しらかば診療所にはセクシュアルマイノリティの患者さんが多く来院します。

　みなさんセクシュアリティの面では「まわりとは少しちがう」存在です。職業も生活スタイルも様々。他の多くの人たちに混ざって同じ時代を生きています。男女のお付き合いや結婚が「普通」とされている今の日本の社会では、「少し変わった人たち」と捉えられることも多いかもしれません。

　これまで、仕事をしていて「普通」「標準」について考えさせられることが何度もありました。
　自分が専門としている形成外科では、見た目がまわりとは異なる患者さんを診察することがよくあります。生まれつき体の一部が変形していたり、目立つところにあざがあったり、中にはケガや病気で体の一部が欠損してしまった人もいました。
　これまで形成外科の技術の発達に伴い、様々な治療法が開発されてきましたが、どうしても患者さんに満足してもらえるような結果が出ないことがあります。そんな時は患者さんに申し訳ないと思いながら、まわりとはちがった状態でこれから生きていかなくてはならない人たちを、なんとか世の中が受け入れてくれるように祈りながら支え続ける・・・そんなことを繰り返してきました。

　かつての受け持ちで忘れられない患者さんがいます。

　ずっと昔、大きな病院で働いていた頃、手術を担当したある男の子。

　病名は「裂手」。
　生まれつき指が 3 本で、指の股が手のひらまであります。

　大病院ではひとりの患者さんを複数の医師で担当することもあり、その子は上司の外来で手術が決まって入院してきました。
　手術の前日、担当医となった僕はその男の子Fくんの診察に行きました。
　教科書では勉強をしたことがありますが、実際に裂手を見るのは初めてです。
　どういうふうに接したらいいか、少し緊張していました。

　小児病棟の、すでに入院している他の子どもたちと仲良く遊んでいるFくんの手を見て、僕は心底驚きました。その驚きはネガティブな気持ちというよりも、感動に近いものでした。
　3本指の手は実に器用で、細かいおもちゃを操作したり、鉛筆で絵を上手に描ける一方で、大きく開く手のおかげで片手でサッカーボールを軽々と摑むことができます。
　まわりの子どもたちも、その様子に興奮しているようで、Fくんはすっかり人気者になっていました。
　自分も看護師さんもひたすら「すごいねぇ・・・」と感心するばかり。
　Fくんははにかみながら、サッカーボールを摑むところを見せてくれました。

　夕方になってご家族が見えました。翌日の手術について詳しく説明するためです。

　再度病棟に行くと、ご両親、おじいちゃん、おばあちゃんが来ています。
　手術の説明をするのに、Fくんの手を見せてもらおうと思いました。
　やさしそうなおじいちゃんとおばあちゃんがFくんに近づきながら「Fちゃん、手を見せてごらん」と言いました。声をかけられたFくんはうつむきながら反対の手を出しました。「そっちの手じゃないでしょう？」とおば

あちゃん。Fくんは黙ったままです。先程の笑顔からは一変、表情がこわばっています。

　お母さんが困ったように「もう片方の手を先生に見せよっか。」と話しかけ、ようやく手術する予定の手を出してくれました。

　その様子を見て、Fくんが幼心に何を感じているかが伝わってきました。おじいちゃんとおばあちゃんは優しいけれど、自分の手を祝福してくれていない・・・子供は本能的にまわりの人たちの気持ちを鋭く察知します。大好きなおじいちゃん、おばあちゃんを悲しませたくない、大好きなお父さんやお母さんも苦しませたくない。まだ幼稚園にも上がっていないFくんの硬い表情はいろいろなことを物語っていました。

　手術は大きく裂けた手のひらを縫い合わせるものです。技術的にそれほど高度なものではありません。

　見た目は健常な手に少し近づきますが、指が5本になるわけではなく、驚くほど器用だった3本指の協調性は変わり、もしかすると使い勝手は悪くなるかもしれません。もちろん、片手でサッカーボールを摑むことはできなくなります。

　淡々と手術の説明をし、翌日、説明通りに手術をしました。

　病棟で、驚くスタッフや他の子どもたちを前に、照れ臭そうに、でもちょっと嬉しそうにサッカーボールを掲げる姿がずっと心に残っていました。

　あれから何十年も経ちますが、Fくんのことがいまだに忘れられません。手術は予定通り終わりましたが、心は晴れないまま。

　様々な病気を抱える子どもたちの中ではヒーローのようだったのに、それが病院の外では受け入れられないという現実にやりきれない思いが残りました。

　3本指の、すばらしい働きをする彼の手を、そのまま受け入れる場所はなかったのだろうか。今でも思い出すと胸が締め付けられます。

　すでに先天的な体の変形を持つ人たちの手術をたくさん経験していましたが、当時の自分は仕事の一環として「できるだけいい結果が出るように」ということばかりに集中していて、患者さんやその周囲のことをあまり深く考えていませんでした。いかにして世の中の普通に近づけるかどうかばかり気にしていたのです。そんな自分にとって、Ｆくんが見せた、ご両親とおじいちゃん・おばあちゃんの前での表情と行動は大きな衝撃でした。周囲の受け止め方の違いが本人の心にどれだけの影響があるのか、突きつけられた瞬間でした。

　そして、手術で姿形が改善されるだけではなく、最終的には周囲が迎え入れてくれることが、本人の幸せにつながるのだと強く感じました。

　少しでもまわりと異なることが、いじめや差別の対象になってしまう社会。そのことを知っている親御さんたちは、幼稚園や小学校といった集団生活が始まる前になんとかしようと来院し、怯えるように手術を急ぎます。指先ほどのあざを切除するために、全身麻酔で手術を受ける子もいました。

　形成外科外来でそういう光景を見るたびに、まわりとは少しちがう特徴を持つ人たちを、もっと周囲が寛容に受け止めて、共に暮らしていけないものだろうかとずっと考えてきました。

　手術で十分に直すことができないものでも、まわりが受け入れてくれれば、患者さんの気持ちはずっと楽になるのではないか。もしかしたら、手術を受けなくていい人もいるのではないかとさえ思います。

　最近、Ｆくんを強烈に思い出すような出来事がありました。

　米国で作られた「魔女がいっぱい」という映画の中で、「魔女たちは指が３本」という描写があったのです。障害を持つ人への配慮が足りないのではないか、という指摘があり、主演のアン・ハサウェイが謝罪をしました。おそらく製作側に悪意はなく、単に裂手という先天疾患を知らなかったのでしょう。映画を観に行きましたが、手のシーンは短かったので、あまり気に留めない観客もいたかもしれません。安易に魔女と手足の変形を結びつけて娯楽にしてしまったのは、製作者の認識不足としか言えません。そ

の一方でセクシュアルマイノリティの兄を持つアン・ハサウェイが誠意の
ある謝罪メッセージを出したことで、手に先天疾患を持つ患者さんたちの
存在に、光が当たる効果があったのは悪くなかったとも思います。

　先天的・後天的な変形を持った人たちが存在している現実を知ってもら
うことはとても大切です。開催に対して賛否のあった東京2020パラリンピ
ックで、様々な形を持つ人たちが活躍する姿がテレビを通して多くの人た
ちの目に触れたことは、大変意味のあったことでした。

　世の中は、いろんな特徴を持った人たちで構成されています。一目でわ
かるようなもの、見ただけではわからないもの、全く聞いたことのないよ
うなもの、医学的な治療やサポートが必要なものもあります。
　そんな多彩な人たちが、共に幸せに暮らしていくためには、周囲の迎え
入れる姿勢がなによりも大切だと考えています。
　しらかば診療所では、まわりと違うことで様々な生きづらさを抱えてい
るセクシュアルマイノリティの患者さんに出逢ってきました。LGBTとい
う言葉が認知されるようになり、その存在が徐々に社会に受け入れられて
きてはいますが、まだまだセクシュアルマイノリティであることを知られ
ないように生活している人がたくさんいます。性適合手術やホルモン療法
で「治療」を受けるトランスジェンダーの患者さんもいますが、医学的な
介入に限界がある（そもそも性的指向は治療の対象ではありません）セクシュ
アルマイノリティが幸せに暮らすためには、社会の受け入れがどうしても
必要です。多彩な人たちが心穏やかに暮らせる社会が、実現して欲しいと
思いながら診療をしています。
　すでに３０代半ばになっているはずのFくんが、元気に暮らしているこ
とを願う気持ちは、しらかばの患者さんにも元気でいてほしいという思い
とどこかでつながっています。

　もしまた、幼い裂手の患者さんに会ったら・・・。「手術という方法もあ
りますが、そのままの手を活かすことも考えてみませんか？」と、今なら

ご両親やおじいさん、おばあさんに言えるでしょうか。言える自分を目指したいですし、言える世の中がいつか来ることを願っています。

（畑　寿太郎）

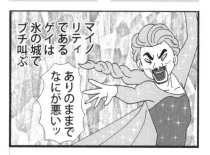

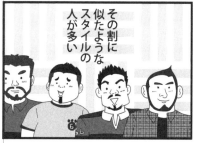

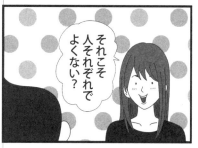

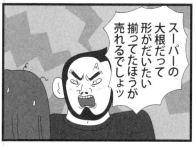

2 感染症の診療

直腸炎とセックス
―問診・診察編―

本稿では、性的マイノリティの診療現場における、性感染症診療の実際について、直腸炎の症例を題材に、問診・診察編と、検査・治療編に分けて解説します。

症例：20代のゲイ男性
主訴：肛門痛、しぶり腹、肛門からの膿性分泌物
既往歴：5年前 急性HIV感染症
家族歴：特記すべきことなし
現病歴：5年前にHIV陽性判明、同年より抗HIV療法導入、以降良好な経過であった。直近のCD4値は350/μl、HIVウイルス量 検出限界未満。コンドームを使った挿入される側のアナルセックスを経験した2日後、肛門痛が出現し、次第に増強。排便時痛、しぶり腹あり。便周囲の白色の付着物に気づいた。立位で疼痛増強。1週間後に来院した。肛門鏡を実施したところ、直腸内に黄白色の分泌物を認め（図1）、グラム染色にて多核白血球および白血球に貪食されたグラム陰性双球菌を認めた（図2）。淋菌性直腸炎を疑い、同日セフトリアキソン1gを点滴静注。膿汁の淋菌核酸増幅検査 陽性、クラミジア・トラコマティス 陰性。培養検査にて常在菌のみ、淋菌陰性。受診5日後の再診では、症状の改善が得られていた。

1　直腸炎とは

　直腸炎とは、日本性感染症学会ガイドライン[1]によれば「直腸炎とは、種々の原因による直腸粘膜の炎症であり、排便時の疼痛あるいは違和感や、時に便

中粘液や膿、血液を認める病態を指す」とされています。直腸粘膜（肛門縁から10〜12cm）に限局する炎症であり、本性を疑う症状として、テネスムス（しぶり腹）、排便時痛、血便、膿粘血便があげられています。

　直腸炎は幅広い疾患概念で、感染症以外の理由によるものも含まれますが（例：潰瘍性大腸炎の直腸型、放射線直腸炎）、本稿では性感染症による直腸炎に限定します。

1-1　直腸炎の頻度

　性感染症としての直腸炎は、挿入される側のアナルセックスと関連しています。無症候のこともあります。わが国の2021年の新規HIV/AIDS報告数の65.6%はゲイ・バイセクシュアル男性における感染であり[2]、詳細な頻度は不明ですが、HIV診療現場において直腸炎は珍しくありません。もちろん、アナルセックスは男性同性間のみならず、異性間においても行われます。また、ゲイ・バイセクシュアルがすべてアナルセックスを行う訳でもありません。患者の性別、年齢にかかわらず、性的対象や性的活動に関する仮定は禁物といえます。

1-2　直腸炎を起こす病原体

　性感染症による消化管症状の分類を（表1）に示します。性感染症としての直腸炎は、通常挿入される側のアナルセックスによる、病原体の直接接種により感染し、淋菌、クラミジア・トラコマティス、単純ヘルペスウイルス、梅毒トレポネーマが原因微生物です。一方、直腸から結腸に及ぶ炎症は、糞口感染による感染が主体であり、赤痢アメーバ、ランブル鞭毛虫、赤痢菌、カンピロバクターなどが原因微生物で、同様に性交渉によって感染しますが、直腸炎とは区別されます。

■ 表 1　性感染症による消化管症状の分類

	直腸結腸炎	直腸炎
炎症部位	直腸から結腸（肛門縁から12cm以上を超える）	直腸に限定（肛門縁から10〜12cm）
感染経路	糞口感染	直接接種
症状	直腸炎、下痢、腹痛	直腸から肛門にかけての疼痛、テネスムス、直腸からの分泌物
原因微生物	カンピロバクター、赤痢菌、赤痢アメーバ、lymphogranuloma venereum (LGV) クラミジア	淋菌、クラミジア、トラコマティス（LGVクラミジアを含む）、梅毒トレポネーマ、単純ヘルペスウイルス

（文献 4、5 より著者作成）

2　聴取すべき問診

　セックスに関する問診は、医療側の躊躇、患者側の羞恥心の双方が存在し、気恥ずかしいものです。私自身、日々迷っていることを認めたうえで、経験を共有させて頂きます。直腸炎に限らず、性感染症（STI）を疑う場合、まず診察室内のプライバシーを確認したうえで、「セックスの相手は女性ですか、男性ですか、もしくは両方ですか？」と聞くことにしています。次に、症状が出現する前の最後の性交渉の内容について、特に挿入行為について、下記のように詳しく問診します（順番を問いません）。

1）最後の性交渉において、アナルセックスはあったのか、挿入される側か、挿入する側か、もしくは両方か、その際コンドームは使われたのか、射精を伴ったか

2）オーラルセックスはあったのか、挿入される側か、挿入する側か、もしくは両方か、その際コンドームは使われたのか、射精を伴ったか

3）相手はいつもの相手か（パートナー、セックス・フレンドを含む）、初めての相手か（大抵はゆきずり）、セックスワーカー（風俗、ウリ専）か、パートナーがいる場合、パートナー以外との性交渉があるか

　米国 Centers for Disease Control and Prevention (CDC) による、セックスに関する問診のガイダンス「5つのP」[3] を表2に示します。私自身は「5つのP」の順番にこだわらず、患者に関連していることや話しやすいことからお聞きしていま

す。

　必ずしも、直腸炎に関連した性交渉と、最後の性交渉が一致しないこともありますが、こうした問診から、患者のセックスのスタイルがおぼろげに把握でき、疑う病原体によってさらに問診を深めていけばよいでしょう。糞口感染による感染症を疑う場合、アナルを舐めたかどうかを訊ねますが、必ずしもアナルを舐めていなくても感染が成立することがあります。また性的暴行が関連している可能性を、頭の片隅に留めておく必要があります。トランスジェンダーにおいては、性器を温存しているか再建しているか、外見からは分からないことがあり、パートナーの性も聞いてみなければ分かりません。性的マイノリティのセックスと用語について分からないことがあり、診療上の判断に必要であれば、「こんなこと聞いたら、詮索されていると思われるかも…」とご心配されず、率直に患者にお尋ね下さい。「p.71 赤痢アメーバ感染症とセックスの問診」では具体的な聞き方を示します。

ポイント

診断上必要なことがあれば、性的マイノリティのセックスについて具体的に聞いてください。
1.挿入行為（アナル、オーラル）について
　　　①（アナルの際）挿入する側＝タチ、もしくはされる側＝ウケ、（オーラルの際）しゃぶる側、しゃぶられる側
　　　②それぞれの行為でのコンドームの使用有無
　　　③時期と頻度
　　　④相手の背景とその関係性
2.（疑う疾患によっては）アナル舐めの有無
3.トランスジェンダーにおける、性別適合手術の有無と種類、パートナーの性
4.性的暴行が関連していないかどうか

■ **表2　セックスに関する問診のガイダンス「5つのP」**

問診を始める糸口	
・セックスについていくつかお尋ねしていいですか?個人的な内容ですが、あなたの健康全般のために重要なことです。 ・私は年齢、性別、年齢を問わず、すべての人に、こうした質問をさせて頂いており、他の健康やメンタルに関する問診と同様に重要なものです。もちろん、頂いた情報は個人情報として厳格に管理されます。始める前に質問はありますか?	

「5つのP」	例
1. Partners（パートナー）	・現在（もしくは過去に）、誰かとセックスをしていますか? ・この何ヵ月かの間、何人の相手がいましたか? ・相手の性は? ・決まったパートナー以外の相手はいますか?
2. Practices（セックスの内容）	・性器を用いたセックスをしますか? ・アナルセックスをしますか? ・オーラルセックスをしますか?（フェラチオ、クンニリング、アナル舐め） ・あなたは挿入する側ですか?それともされる側ですか? ・ネットやアプリで相手を探すことはありますか? ・あなたやパートナーはドラッグを使うことはありますか? ・お金やドラッグと引き換えにセックスをしたことはありますか?
3. Protection from STIs（性感染症の予防方法）	・あなたとパートナーは、性感染症の予防について話し合うことはありますか? ・どんな予防方法をしていますか?（男性用・女性用コンドーム、デンタルダム） ・どのくらいの頻度で予防していますか?（常に?時々?） ・（時々の場合）どんな時に防ぎますか? ・Human papillomavirus ワクチン、A型肝炎、B型肝炎のワクチンを接種したことはありますか? ・HIV暴露前予防をしていますか?したことはありますか?
4. Past History of STIs（性感染症の既往）	・性感染症やHIVの検査を受けたことがありますか?受けたいと思いますか? ・過去に性感染症と診断されたことはありますか?いつ?治療を受けたことはありますか? ・症状が再発することはありますか? ・あなたの現在もしくは過去のパートナーが性感染症と診断されたり、治療を受けたことはありますか?あなたも同じ性感染症の検査を受けたことはありますか?パートナーのHIVの有無を知っていますか?
5. Pregnancy Intention（妊娠の希望の有無）	・いつか子供を持ちたいと思っていますか? ・それはいつ? ・あなたにとって避妊はどのくらい大切なことですか? ・あなたやパートナーは、避妊薬や避妊法を実践していますか?避妊についてもっと話し合いたいですか?情報は必要ですか?

（文献3より著者作成）

3　とるべき身体所見

　問診から直腸炎が容易に疑われる場合もありますが、患者自身が、直腸肛門の症状をはっきりと表明できないことがあります。その背景として、患者自身が症状をどのように説明してよいか分からない場合と、患者に羞恥心がある場合があります。「なんとなく下のほうが痛い」「下痢が続く」「痔だと思うけれ

ど、血が出る」これらは、いずれも当院で経験した直腸炎と診断した症例の主
訴です。

　問診において、患者の直腸肛門症状についての説明が要領を得ない場合は、
本症を疑う鍵の一つです。腹部の診察を行った後、下半身の診察に移ります。
下半身の診察は、説明や衣服の着脱を含め煩雑ですが、性感染症を疑う場合に
は、ぜひ性器と肛門の診察を実施して頂きたいと思います。もちろん、女性患
者の場合は女性看護師に介助に入ってもらうべきですし、患者が男性で医師が
女性の場合も、看護師に介助してもらうのが望ましいといえます。

ポイント

性感染症を疑う場合、性器のほかに肛門の診察によりヒントが得られるこ
とがある。
医師が男性で患者が女性の場合下半身の診察は患者の安心を考えて、女性
看護師の介助が望ましい。医師が女性で患者が男性の場合も、看護師の介
助が望ましい。

文献

1）　日本性感染症学会編：性感染症 診断・治療 ガイドライン 2020. pp7, 診断と治療社, 2020.
2）　厚生労働省エイズ動向委員会. 令和 3（2021）年エイズ発生動向年報（1月1日〜12月31
　　日）. https://api-net.jfap.or.jp/status/japan/nenpo.html（アクセス：2022年9月15日）
3）　Centers for Disease Control and Prevention. A Guide to Taking a Sexual History. Atlanta. https://www.
　　cdc.gov/std/treatment/SexualHistory.htm（2022年9月15日アクセス）
4）　Kasper DL, et al: Harrison's Principles of Internal Medicine, 19th edition. pp881-882, McGraw Hill,
　　2015.
5）　Centers for Disease Control and Prevention: Sexually Transmitted Infections Treatment Guidelines,
　　2021, MMWR 70: 124-125, 2021.

（井戸田　一朗）

直腸炎とセックス
―検査・治療編―

1 検査

1-1 直腸指診

　問診・診察の結果、いよいよ直腸炎が疑われた場合、直腸指診を行い、疼痛、熱感、腫瘤の有無、グラブ上の血液や膿の付着の有無を確認したうえで、肛門鏡を実施します。肛門鏡の詳細な操作は他著に譲りますが、手技そのものは比較的容易で、検体を採取する際には必須であり、本症を疑った場合、経験のない読者にもチャレンジされることをお勧めします。

　肛門鏡にはいくつか種類がありますが、当院ではスリットのない筒型肛門鏡およびLEDライトが付いた肛門鏡グリップを用いています（図 1 ）。グリップ型の照明器具がない場合は、頭部にベルトで装着するLEDライトを用いればOKです。患者の疼痛が強い場合は、直腸指診を再度ゆっくり行ってほぐし（患者に声掛けをしたり、差し障りのない冗談でリラックスさせることも有効）、潤滑剤を多く使い、ゆっくり挿入することで、ほとんどで実施可能ですが、疼痛が強い場合は観察できるところまでに留めます。問診時に必要と予見された診察器具および検体容器を診察室内に準備し、膿や潰瘍がみられた場合、その場で検体を採取し、患者の衣服を脱がせたまま放置しないようにします。

■ 図1　当院で肛門鏡を実施する際のセット

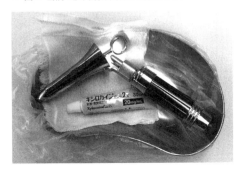

1-2　粘膜の観察・検体検査

　肛門鏡を挿入後、内筒を外し、ゆっくりと引きながら直腸から肛門粘膜を観察します（図2）。易出血性や点状出血、分泌物や潰瘍の有無を観察します。膿や分泌物を認めた場合、片手で肛門鏡を操作しながら、もう一方の手でスワブによる検体を採取し、膿はグラム染色や培養検査に提出します。腸内細菌と区別するため、目的菌（淋菌など）を明記するとよいでしょう。

　グラム染色にて多核白血球を認めた場合は、本症の特徴的な所見です（図3）。淋菌性もしくはクラミジア性直腸炎が疑われる場合、直腸ぬぐい液の遺伝子増幅検査が診断に有効ですが、わが国においては保険適用がありません。性行動が多様化している現状を考慮すると、保険適用が望まれます。

■ 図2　症例の肛門鏡による直腸粘膜

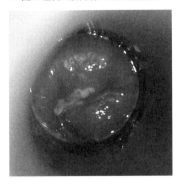

■【図3】症例の直腸内分泌物のグラム染色

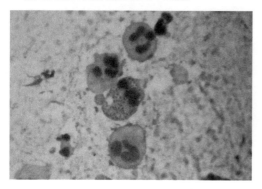

1-3 鑑別

　潰瘍を認めた場合、鑑別診断として、梅毒、単純ヘルペスのほか、エイズ症例ではサイトメガロウイルスを疑います。海外でゲイ・バイセクシュアル男性において鼠径リンパ肉芽腫性クラミジア（lymphogranuloma venereum (LGV) クラミジア）による直腸炎のアウトブレイクが報告されています。クラミジア・トラコマティスのうち、血清型L1, L2, L 3による感染症で、潜伏期は3〜30日間で、古典的な症状は侵入部の潰瘍、鼠径リンパ節腫大と膿瘍化ですが、海外のゲイ・バイセクシュアル男性で増加がみられているものは、直腸炎が主症状です[1]。わが国のゲイ・バイセクシュアル男性における発生は報告されていません。

　なお、肛門鏡のみで、腸炎、直腸結腸炎、直腸炎の3者を区別することは困難であり、必要に応じて血液検査、下部消化管内視鏡検査や検便の追加を検討します。

2 治療

　直腸炎の治療選択は、原因となる病原体によって異なるものの、診療現場ではempirical治療を選択せざるを得ないことが多く、CDCは、empirical治療としてセフトリアキソン500mg単回筋注+ドキシサイクリン100mg 1日2回 7日間内服を推奨しています[2]。わが国においては、セフトリアキソン 1 g点滴静注+ド

キシサイクリン内服が現実的な選択と考えられます。単純ヘルペスが疑われれ
ば、抗ウイルス剤の投与もしくは併用を検討します。確定診断が得られれば、
スペクトラムを狭めます。1週間以内に再診させ、経過観察を行います。

3　フォローアップ

　直腸炎に限らず、性感染症を診断もしくは疑う際に、HIV 抗体の有無が不明
であれば、積極的に HIV 検査を勧奨して頂きたいと思います。聞き方として、
「こういった症状がある方には、皆さんに HIV の検査をお勧めしています」と
いった方法があります。HIV 検査は、性感染症の既往がある場合もしくは疑わ
れる場合は、健康保険適用があります(表 1)。

■ 表 1 HIV 抗体検査の保険適用（血液製剤投与に伴う要件を除く）

間質性肺炎等後天性免疫不全症候群の疾病と鑑別が難しい疾病が認められる場合やHIVの感染に関連しやすい性感染症が認められる場合、既往がある場合又は疑われる場合でHIV感染症を疑う場合は、本検査を算定できる。

（文献 3 より著者作成）

　再感染や同時感染が稀でない性感染症の診断時は、患者とセーファー・セッ
クスや性の健康について前向きな議論をする絶好の機会であり（p.81「梅毒の性
器外病変」、p.87「梅毒の再感染」参照）、唯一の機会になることもあります。

　アナルセックスの際のコンドーム不使用は、直腸炎以外にも HIV を始めとす
る他の性感染症の感染リスクです。コンドームを使わないことがあったのであ
れば、どのような状況下で、なぜコンドームを使わないことを選んだのかを、
短い時間でもよいので尋ねます。

「どこで出会って、どこでエッチしたの？コンドームを使わなかったのはどうして？」 予想される答え：ハッテン場、ウリ専、コンドームが手元になかった、飲酒下、好みの相手任せ）。

　修正すべき認識があれば、資材などを用いながら（後述）、感染経路や疾患に関する情報を伝えます。短い診療時間で到達することは困難ですが、患者の中で実行可能な落とし所を探ります（例：コンドームの持ち歩き、コンドームのサイズに配慮（p.200「いろいろ支えられて」参照）、性交渉前は飲酒の場面を避ける、相手に言い出しやすい交渉方法の模索）。当院ではトイレに無料配布用のコンドームを置いてあり、「トイレにコンドームがあるから、持って帰ってね」と伝えています。未接種であれば、A・B型肝炎ワクチンをお勧めします（p.110「備えあれば患い無し」参照）。

　2008年に当院が中心となって、ゲイ・バイセクシュアル男性に対し、性感染症についての情報や罹患時の具体的対処法の情報を提供することを目的とした「Male STDs: Action Guide 男子のためのSTDハンドブック」という資材が作成されました（図4）。疾患ごとに患部の写真を掲載して解説し、「いつから性交渉可能なの？」という解説を含め、セックスを否定しない配慮をしています。巻末には、当事者が受診しやすい医療機関のリストが掲載されています。日本語版のほか、英語版、中国語版、韓国語版があり、ヴィーヴヘルスケア株式会社のホームページからPDFをダウンロード可能です。ゲイ・バイセクシュアル男性向けですが、異性愛男性に対しても使用可能です。診療場面でご活用頂ければ幸いです。

■ 図4　Male STDs: Action Guide 男子のためのSTDハンドブック「梅毒」より[4]

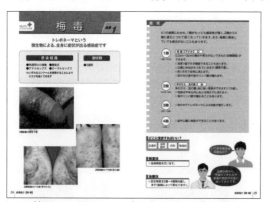

https://glaxosmithkline.co.jp/viiv/healthcare/download.html#STDhandbook

　最後に、患者からセックスのパートナーに、医療機関に受診するように伝えてもらうことは、患者にとっては必ずしも容易なことではありませんが、再感染を防ぐために患者自身にとって、また周囲への感染を防ぐために公衆衛生上非常に重要です。私は、それぞれの性感染症の潜伏期間に応じ、「〜ヵ月以内にセックスがあった人で、連絡がつける人には、〜に罹ったことを伝えて検査を勧めてあげて下さいね。そうじゃないと、その人とセックスをすると（性感染症の）キャッチボールになってしまいますよ。」「逆の立場だったら、伝えて欲しいと思いませんか？」と伝えています。治癒確認は、性感染症は再感染が稀ではないことや、淋菌感染症のように薬剤耐性化が問題となっている感染症があるため重要です。しかし、性感染症診療の現場では、患者は症状が改善すると二度と現れないことは珍しくありません。性感染症診療は、一期一会であると肝に銘じ、その場でできることをやり尽くすことが肝要です。

ポイント

- HIV抗体の有無が不明の場合は、検査を勧める。
- 性感染症の診断時は、患者とセーファー・セックスや性の健康について前向きな議論をする絶好のチャンス（場合によっては唯一のチャンス）。資材を用いながら限られた診療時間の中で議論を（p.87「梅毒の再感染」も参照）。
- 患者に、パートナーに性感染症に感染したことを伝えてもらうことは、ピンポン感染を防ぐため、また公衆衛生上非常に重要。
- 治癒確認は重要だが、患者は戻ってこないことがあり、性感染症の診療現場ではできないこともある（一期一会、その場でできることをやり尽くすことが肝要）。

---

4 症例その後

　本症例においては、肛門鏡下における観察と膿の検査により、淋菌性直腸炎と診断でき、迅速な治療と症状の改善につながりました。直近のアナルセックスにおける、コンドーム不使用を否定されましたが、コンドームが正しく装着

されていれば、淋菌性直腸炎に罹患する可能性は低いと考えられます。

　セックスに関する問診は気恥ずかしいものですが、いうまでもなくより正確な問診は診断へのアプローチに有用であり、患者のメリットにつながります。肛門鏡は簡単な手技で患者への負担が少なく、直腸炎が疑われた場合は、経験がなくとも、他科から借りるなどしたうえで、ぜひ実施して頂ければと思います。性感染症の既往がある場合もしくは疑われる場合は、HIV検査の健康保険適用があり（p.26参照）、HIV抗体の有無が不明であれば、積極的にHIV検査を推奨して頂きたいと思います。

1）　Stoner BP, et al: Lymphogranuloma Venereum 2015: Clinical Presentation, Diagnosis, and Treatment. Clin Infect Dis.61 Suppl 8 :S865-873, 2015.
2）　Workowski KA, et al: Sexually Transmitted Infections Treatment Guidelines, 2021. MMWR 70: 1 - 187, 2021.
3）　医学通信社編：診療点数早見表 2020年 4 月版. pp436, 医学通信社, 2020.
4）　ヴィーヴヘルスケア株式会社（編集協力 井戸田一朗）. Male STDs: Action Guide 男子のためのSTDハンドブック. https://glaxosmithkline.co.jp/viiv/healthcare/download.html（2021年11月11日アクセス）

（井戸田　一朗）

赤痢アメーバ感染症と
セックスの問診

1　ある日、診察室で。

症例は、50代の初診のゲイ男性の患者Iさん。

私　　「今日はどうされましたか？」

Iさん「先生、実は関係があった人から、昨日アメーバ性肝膿瘍になったって連絡があって、どうしたらいいのでしょう？」

私　　「その人との最後のエッチはいつですか？その人がアメーバ性肝膿瘍といわれたのはいつですか？」

Iさん「エッチは2週間ほど前です。昨日入院して、病院でいわれたそうです」

私　　「相手は初めての方？付き合っている方？」

Iさん「アプリで初めて会った人です」

私　　「その人とのプレイはどんな感じでした？アナル、フェラは？ゴムは付けましたか？あと今何か症状はありますか？」

Iさん「アナルはしてません。フェラは生です。今は下痢とか熱は全くありません。」

私　　「これまで何か病気をしたことありますか？飲んでいる薬はありますか？」

Iさん「高血圧で薬飲んでいます。その先生にはずっとかかっていて、これからもお世話になるので、とてもこんなこと相談できなくて...。」

2 赤痢アメーバ感染症とは

　赤痢アメーバ感染症は、便に含まれた *Entamoeba histolytica* の囊子を経口摂取することにより感染する原虫感染症であり、肝膿瘍や大腸炎を主症状とします。開発途上国では便に汚染された水・食物の摂取による感染が、先進国では輸入例や、性交渉（男性間・異性間）による感染が主です。

　赤痢アメーバ感染症の報告数は近年増加傾向にあり、2013年には年間1,000例を超え、2019年は853例の報告がありました[1]。男性の感染経路別の報告は、同性間と異性間はほぼ同等で、女性の性感染による報告も増加傾向です。

　診断されれば、治療は比較的容易です。メトロニダゾール10日間内服に続くパロモマイシン10日間内服によりほとんどが治癒します。ところが、診断が遅れたり、不適切な治療が行われると劇症化し生命に関わることがあります（腸穿孔、巨大結腸症、肝破裂、肝外膿瘍など）。

　要は早期に診断ができることが重要ですが、言うは易しで、ヒントや手がかりがない場合、また性感染による場合、患者の側の羞恥心も手伝い、医療側が正確な情報に辿りつくまでに時間を要することがあります。赤痢アメーバ感染症は、その典型的な疾患です。

3 性行動の問診

　Iさんは、事前に当院のことをリサーチされ、私がゲイであることを知ったうえで受診されたので、細かいニュアンスや状況を共有しながら、短い診察時間の中ですぐに核心についてご相談することができました。皆さんの前では必ずしもそうは行かないと思われるかもしれませんが、目の前の患者さんが性的マイノリティかもしれないという想定を常にお持ち頂き、上記のように、順番に問診を進めれば、それほど難しいことではありません。

　主訴を聞いた際、セックスに関わる相談だな、とピーンと来たら、**周りの人払いをして頂き**、まず「セックス（エッチ）の相手の方は、女性ですか？男性ですか？それとも両方ですか？」と聞ければ、後は医療者のペースで行けます。

　Iさんは「（長くみてもらっている先生に）とてもこんなこと相談できなくて……」

とおっしゃっています。患者さんは、必ずしも真実を医療者と共有しないものです。生活習慣、服薬コンプライアンスはもちろん、特に性にまつわることは、双方の羞恥心もあって、なかなかオープンに話し合えないものです。そこは認めたうえで、患者さんに愛を持って粘り強く接して頂ければ、ブレイクスルーが突然みえてくることがあります。

　さて、アメーバ性肝膿瘍の患者さんから、性交渉によりパートナーにどのくらいの確率で感染を成立し得るのか、また性交渉後の暴露後予防に関する文献や教科書の記述はみつかりませんでした。分かっていることは、赤痢アメーバ感染症に感染した後、大腸炎を発症するまでには数週間以上、肝膿瘍を発症するまでは数ヵ月以上の時間がかかるということです。今無症状のIさんを調べたとしても、感染の有無の特定は困難ですし、またIさんが感染源である可能性は否定的です（今回のエピソードとは関係なく、Iさんがアメーバ嚢子のキャリアである可能性は否定できませんが）。

　Iさんに対しメトロニダゾール+パロモマイシンによる治療をすることも一つの選択ですが、相談の結果、副作用が少なくない治療を実施せず、今後数ヵ月に渡り症状を注意深く観察して頂くことにしました。遠隔地にお住まいなど、ご本人が容易に医療機関にアクセスできない状況なら、治療していたかもしれません。

　また、Iさんの相手の方は、アメーバ性肝膿瘍を発症したことを、正直にIさんに打ち明けられています。例えば、米国の一部の州では、性感染症と診断された場合、行政がそのパートナーに連絡し受診を促す制度があります。わが国では、各患者の自主性に任されているのが現状であり、性感染症のパートナーにどの程度告知されているのかは不明です。性感染症にかかったことは相手には言いづらいことですが、もし自分が逆の立場なら、ちゃんと伝えて欲しいことです。当たり前と思われるかもしれませんが、行きずりの相手とはいえ、Iさんにアメーバ性肝膿瘍と診断されたことを伝えた相手の方は、きちんとした方だと思います。

　最後に、Iさんは生涯で一度もHIVと梅毒の検査をしたことがないということでしたので、検査の重要性をご説明し、同意を得たうえで両方の検査をしまし

た。セックスに関わる相談にいらした際は、HIV検査を受けて頂く絶好の機会です。もし、その方が今検査を受けなければ、万一感染していた場合、将来エイズを発症するまで検査を受けるチャンスはないかもしれません。皆さんが最後の砦である可能性があるのです。セックスに関わる受診の際には、ぜひ、HIV検査について患者さんとご相談頂ければと思います。

文献

1） 国立感染症研究所.感染症法に基づくアメーバ赤痢の届出状況、2014年~2019年（2020年6月3日時点報告分）. https://www.niid.go.jp/niid/ja/entamoeba-histolytica-m/entamoeba-histolytica-idwrs/9653-amebiasis-200604.html（2022年9月15日アクセス）

（井戸田　一朗）

アメーバ赤痢感染症と
セックスの問診

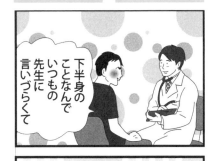

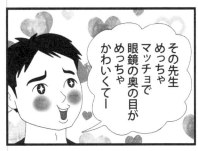

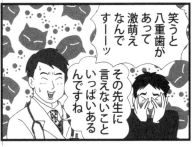

何か変なもの食べたかな?
感染の様式と性行動

お腹の調子を壊すこと、はきっと誰にでも経験があると思います。
「あの日の刺身が・・」「あの卵、賞味期限切れてたっけ・・」
でも口にしたのは、本当に食べ物だけでしょうか?

1　ある日、診察室で。

私　「お変わりないですか?薬はちゃんと飲めてますか?」

　Kさんは髭面に丸い眼鏡がよく似合う、顔も体もちょっと丸みを帯びた40代男性で、高血圧と痛風の薬の処方や検査で定期的に通院しています。

Kさん「薬はね。最近は飲み忘れないんですよ。周りが痩せろってうるさいから、あの体動かすゲーム、"リングフィット何とか"っていうのも先月から毎晩やってるんです」

私　「それはいいですねー。前回の採血もちょっとよくなってきていましたね。では、血圧と体重計ってみましょう!」

　血圧も体重も少しずつ改善傾向で、Kさんなりに頑張っているようです。

私　「順調ですね。痛風のお薬はこの調子ならいずれやめられるかもしれないですね。今日もお薬の処方と採血をしておきましょう。ほかに何かご質問とかご心配はないですか?」

Kさん「いやー・・実はですね。すごくひどいってわけではないんですけど、ここのところ、お腹の調子がいまいちなんですよね」

私　「Kさんには珍しいですね。いまいちっておっしゃるのはどういう感じ

ですか？」

Kさん「1週間くらい前から、便が緩くて・・ちょっと赤っぽいものが混ざるようなときもあります。あと、お通じが出そうな感じがしてトイレにいくのに出ないこともあります」

私　「食欲はどうですか？お熱はなかったですか？」

Kさん「ちょっと気持ち悪い感じもするけど、食べられます。熱はなかったです」

私　「ちょっと診察してみましょうか？」

　診察では下腹部（お腹の下のほう）に軽い圧痛（押して痛みがあること）を認めました。

私　「赤っぽいものがあったということなので、少し便をみせて頂いて、検査にも出したいのですが・・」

Kさん「わかりました。ちょうど今またトイレに行きたくなってきたので・・」

　Kさんの便をみてみると、下痢便に粘液と血液が混じっていて、イチゴゼリー状にみえます。粘血便とよばれる状態です。顕微鏡でみてみると、便の中で何やら動くもの（赤痢アメーバの栄養体）がみえます。

私　「Kさん、最近海外に行っていますか？」

Kさん「いやーー。全然いってないっす」

私　「Kさん、最近、性交渉される機会がありましたか？」

Kさん「えっ？ 2〜3週間くらい前に、確かにちょっとあったんですけど・・関係ありますか？」

私　「念のため、確認の検査に回しますが、おそらくお腹の調子が悪いのは、"アメーバ赤痢"にかかられているからだと思います。ちょっと難しい言葉ですが、"糞口感染"という形で感染します。赤痢アメーバで汚染された食べ物や飲み物を口にすること、もしくは、オーラルセックスでうつることもあるんです」

Kさん「思い当たることが・・なくはないです」

私　「治療薬があるので大丈夫ですよ。ただし、このお薬（メトロニダゾール）を飲んでいる間、お酒は相性が悪いので一緒に飲まないようにしてくださいね。

あとは、パートナーの方の治療も一緒にしないと治ってもお互いに移しあってしまうので、受診してもらうよう、お声かけ頂けますか？」

Kさん「ちょっとケンカ中なんですけど、大事なことなんで連絡するようにします。セックスでまさかお腹の調子が悪くなる病気までうつるなんて・・びっくりです」

私　「赤痢アメーバは治療しないと、肝臓に膿瘍を作ったり、重症化することもあるんですよ。ほかにはジアルジア症といって、同じように下痢をしたり、ガスが増えて、お通じのにおいが少しきつくなるような病気や、A型肝炎なんかも、同じように、オーラルセックスで経口感染することがあるんですよ。オーラスセックスでもこういう風に感染することもあるので、できるときはコンドームも使ってくださいね。A型肝炎はワクチンもありますから・・」

Kさん「ワクチン受けます！今月はお金厳しいから来月絶対・・」

私　「では、お薬飲み終わるころにまた拝見させてください」

2　性感染症の感染様式

セックスでうつる病気、というと、梅毒・HIVなどを思い浮かべる方が多いかもしれません。でも、今回のケースのように、糞口感染（経口感染）を通して、本来では海外の途上国など、飲食物の衛生状態がよくないような場所でかかるような感染症にオーラルセックスをきっかけにかかってしまうことがあります。今更ではありますが、オーラルセックスとは、口や唇、舌を使って、セックスパートナーのペニス（フェラチオ）、膣（クンニリングス）、肛門（アニリングス）など性器やその周辺を刺激することを指します。

オーラルセックスのほうが、膣性交や肛門性交より安全ではないか、と思っている方もいます。実際、HIVの感染リスクはオーラルセックスのほうが低いことがわかっていますが、これは、他のSTIには当てはまらないかもしれません。梅毒・クラミジア・淋菌・ヘルペス、ヒトパピローマウイルス、トリコモナスなどオーラルセックスでうつる可能性があるSTIは実はいろいろあります。

そして、アニリングスでは、今回ご紹介した赤痢アメーバだけでなく、A型肝炎やB型肝炎、ジアルジアなどの腸内寄生虫、大腸菌や赤痢菌などの細菌が

感染する可能性もあります。口の中や性器の状態がよくない時（出血、ただれなど）が感染リスクを上げるかもという話もあり、できればそういう状況の時はオーラルセックスを避けたほうがいいでしょう。コンドームやデンタルダムなどを使用することで、オーラルセックスでの感染の可能性を低くすることもできます。

　今回のようなケースの場合、「下痢」と「セックス」がなかなかご本人の中でも結びつかず、医者も専門の領域によっては、あまりピンと来てもらえないケースもあるかもしれません。かからないように、セーファー・セックスに気を付けてもらうのはもちろんですが、もしも、このような状況があれば、ぜひ感染症に詳しい医師にも相談してみてもらえたらな、と思います。

デンタルダム

15cm四方程度のラテックスもしくはニトリル製のシート。性器や肛門を覆った上で口や舌で愛撫することで、性器と口、肛門と口の直接の接触を防ぎ、オーラルセックスの際の性感染症予防として使用される。

文献

Mandell, Douglas, and Bennett's Principles and Practice of Infectious Diseases E-Book: 2 -Volume Set (English Edition) 9 th 版, Kindle 版 273. Entamoeba Species, Including Amebiasis.
STD Risk and Oral Sex - CDC Fact Sheet https://www.cdc.gov/std/healthcomm/stdfact-stdriskandoralsex.htm

（早川　佳代子）

何か変なもの食べたかな

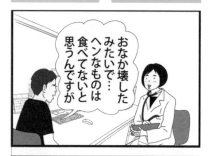

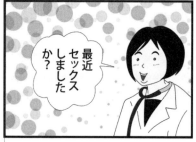

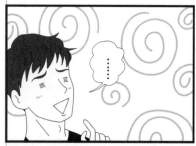

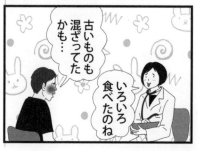

梅毒の性器外病変

1　ある日、診察室で。

　症例は、30代の HIV 陽性のゲイ男性患者 T さん。

　T さんは抗 HIV 薬が奏功し、元気に生活しながら通院されています。定期通院でいらしたある日。

T さん「先生、口唇に口内炎できちゃって、痛いんですよ（図1）」

私　　「どれどれ、ちょっとみせてごらん。うーむ、これはもしかして…」

T さん（開口したまま）「ふぇ！なんでふか？」

私　　「HIV に関連したただの口内炎かもしれないけど、潰瘍の周りを触った感触が硬く、梅毒かもしれない。検査をさせてもらえる？最後のエッチはいつ？その時ゴムは？」

T さん「マジっすか？ヤベェ！最後は 2 週間前で、アナルはなし、生フェラはありました」

私　　「結果は 1 週間後に出るので、来週もう一回来て下さい。もし梅毒だとすると感染力が非常に強いので、その間エッチは厳禁で！」

T さん「はぁ〜い…」

■ 図1 下口唇の硬性下疳

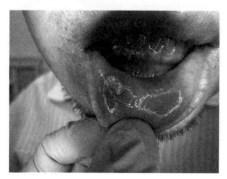

2 梅毒の疫学

　本症例では下口唇の潰瘍底の擦過物より、梅毒のpolymerase chain reaction
(PCR) が陽性で、血清反応も陽性であり、臨床経過や所見も踏まえて、下口唇
に生じた硬性下疳、すなわち第1期梅毒と診断しました。

　当院では、国立感染症研究所細菌第一部との共同研究で、2012年より梅毒の
原因である *Treponema pallidum* (Tp) のPCRによる検出を行っています。検体は梅毒に
よる粘膜病変の擦過物を用います。結果は病変の部位や状態、Tpの排出量、抗
菌薬の前投与の有無などで大きく左右されます。梅毒診断の要は血清反応と臨
床症状であり、PCRは研究段階かつ補助診断とお考え下さい。

　さて、わが国において、諸外国同様梅毒の報告数が増加しており、特に2013
年以降急激な増加がみられ、2018年には7,007例（男性4,591例、女性2,416例）であり
[1]、1970年の報告数（6,138例）を超えました。なぜここまで梅毒が増加したので
しょうか。私見ですが、いくつかの理由を考えてみました。

2-1 梅毒そのものの生物学的特性

　わが国において梅毒の報告数は戦後一時的に急増した後、急速に減少してい
ますが、15年から20年ごとに、周期的な梅毒の流行がみられます（図2）。最後
の梅毒の流行は1987年です。他の感染症と同様、梅毒そのものの生物学的特性

や、集団免疫の低下により、定期的な流行をみせるのかもしれません。

■【図2】梅毒の年間報告数の推移（1961年 -2021年）

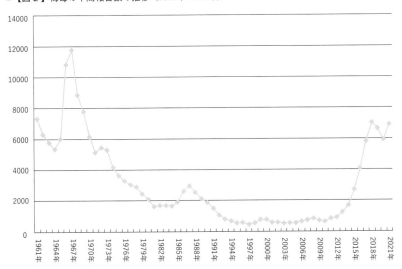

（文献2より著者作成）
1967年、1972年、1987年に報告数の増加がみられる。

2-2　社会情勢の変化

　社会情勢によって感染症の発生は大きく影響されます。旧ソビエト連邦崩壊に伴う、東欧における多剤耐性結核やHIVの流行拡大は、その一例です。梅毒に関していえば、HIVやドラッグの流行及び、それに伴うリスク行動の変化、貧困、公衆衛生活動の破綻などが指摘されており、先進国では、貧困層、医療へのアクセスが困難な人々、人種・民族・性的マイノリティなど、社会の周縁部の人々に流行が偏っています[5]。

※ 海外からの梅毒の流入

　2013年以降の梅毒流行は、海外からの梅毒の流入が関与している可能性があります。当院における梅毒症例はほとんどがゲイ男性ですが、前述のPCRによ

る解析結果、これまでわが国で報告がなかった、マクロライド耐性の梅毒株が
みつかりました[3]。ただし、特定の国からの旅行者や、特定の国への旅行が関
与しているかどうかは不明です。また、COVID-19流行による人流の抑制にも
かかわらず、梅毒の流行は抑制されていない点は、注意が必要です。

※ セックスネットワークの拡大

　インターネットやスマートフォンアプリにより、出会いがより簡単になり、
セックスのネットワークが広がった可能性があります。ただし、梅毒以外の定
点性感染症（淋菌感染症、性器クラミジア感染症、性器ヘルペス感染症、尖圭コンジ
ローマ）の報告数が増加していないことの説明ができません。

3　梅毒対策

　それでは、今後の対策はどのように考えればよいのでしょう。厚労省による
対策がすでに展開されており、それに沿って追加で提案するとすれば、下記の
内容となります。

3-1　セーファーセックスの啓発

　2015年に当院で実施した、国立感染症研究所感染症疫学センターとの共同研
究によるHIV陽性ゲイ・バイセクシュアル男性を対象とした症例対照研究によ
り、東京に在住していること、パートナーの人数やセックスの回数が多いこと、
アナルセックスもしくはオーラルセックスの際の不完全なコンドーム使用が梅
毒罹患のリスクであることが分かりました[4]。本研究はHIV陽性ゲイ・バイセ
クシュアル男性を対象としていますが、異性愛者においても同様に、コンドー
ム使用は梅毒予防に有用であると推測できます。挿入の際のコンドーム使用、
オーラルの際のコンドーム・デンタルダム使用の重要性をより強化して啓発す
る必要があります。

3-2　梅毒検査の普及

　梅毒は血清反応による検査方法が確立されており、保健所や医療機関で簡単に診断することができます。若く性的活動性の高い人が、学校や仕事を休むことなく、品質の高い梅毒検査にアクセスできるような配慮と工夫をし、確実に標準治療に結びつける必要があります。海外ではHIVと梅毒が同時に検査できる迅速検査試薬（例：HIV/Syphilis Duo®, Alere Inc.）の普及が始まっています。また梅毒と診断された人のパートナーも検査や治療に結びつけることは非常に重要ですが、わが国で徹底されているとはいえない現状です。

3-3　医療機関における診断能力の向上

　お示しした患者Kさんは典型例ではなく、一般の医療機関での診断は難しいかもしれませんが、梅毒は性器外にも症状を呈するということは、ご理解頂けたと思います。特にゲイ・バイセクシュアル男性において梅毒を疑う際、性器以外に口腔や肛門の診察を行うことで、診断のヒントが得られることがあります。医学教育や卒後教育において、梅毒の診断と治療について、教育を継続する必要があると同時に、我々医療者が、疑うことから始める診断能力を今一度高める必要があるのではないでしょうか。

文献

1）　国立感染症研究所. 感染症法に基づく梅毒の届出状況. https://www.niid.go.jp/niid/ja/syphilis-m-3/syphilis-idwrs/9465-syphilis-20191227.html（2021年9月18日アクセス）

2）　国立感染症研究所：IASR. 36: 1-3, 2015.

3）　中山周一, 他：本邦初報告と思われる、Macrolide耐性型23S rRNA変異を保持する分子タイプ14d/gのT. pallidumの同定. 日本性感染症学会誌 25:96, 2014.

4）　Ishikane M, et al: Case-control study of risk factors for incident syphilis infection among men who have sex with men in Tokyo, Japan. Western Pac Surveill Response J 10: 1-8, 2019.

5）　Hook EW, 3rd. Syphilis. Lancet. 2017;389(10078):1550-7.

（井戸田　一朗）

梅毒の性器外病変

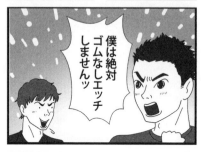

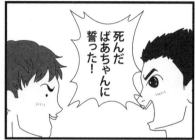

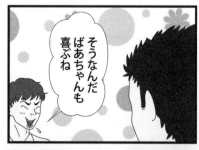

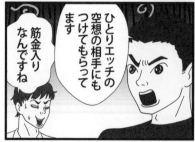

梅毒の再感染

1　ある日、診察室で。

症例は、40代の初診のゲイ男性でHIV陽性の患者Jさん。

Jさんは抗HIV薬が奏功し、元気に生活し定期通院しています。2年前に梅毒の治療歴があります。2年後、一旦陰性化したRPR値が再上昇し、感染機会があったため、梅毒の再感染と診断しました。

私　「Jさん、先日の採血でまた梅毒に感染されたことが分かりました。治療は前回と同じです。きちんと治る感染症ですので、しっかり薬を飲み切って下さいね。」

Jさん「トホホ、先生すみません...」

私　「ところで、心当たりのある相手は、2年前と同じ人ですか？」

Jさん「違います、別の相手です」

私　「彼との最後のエッチはいつくらいですか？コンドームを使わないアナルセックスはありましたか？」

Jさん「1ヵ月前です。はい、時々コンドームを使わないことがあります...」

ここまで聞かれた皆さんは、「HIV陽性なのにコンドームを使わないアナルセックスをしているのか？！」と驚かれたかもしれません。話は続きがあって、実は相手の方もHIV陽性者で、Jさんと同様抗HIV薬を服薬されているかたでした。HIV陽性者のパートナーが未治療のHIV陽性者の場合、パートナーのHIV

に重複感染し、治療に不利になる可能性がありますが、いずれにせよ、安全でない性交渉をされていたことは事実のようで、当院の患者さんへのセーファー・セックスの教育が不十分であるというお叱りは甘受したいと思います。診療の続きです。

私　「二つお伝えしたいことがあります。まず、HIVが治療でしっかり抑えられている場合、たとえコンドームを使わなくとも、性交渉でHIVを相手に感染させるリスクはゼロに等しいという研究結果[1]があります。ただし、梅毒やC型肝炎など他の性感染症に感染する、もしくは相手に感染させる可能性があります。」

Jさん「はい。」

私　「二つめは、当院で行った梅毒に関する行動調査[2]の結果、アナルセックスの際にコンドームを毎回必ず使っている人は、梅毒に感染しにくいということが分かりました。逆にいうと、時々使わないことがある、程度では、防げないということです。今後相手の方と梅毒をキャッチボールしないためにも、アナルセックスの際、常にコンドームを着用されることをお勧めします。」

Jさん「そうですよね、分かりました。」

2　性感染症教育

　本症例は、人の行動を変えるのは難しい、と私がため息をつく例の一つです。殊に性行動は、自身の要因はもちろん、相手とのパワーバランス、飲酒の有無など、外的な要因によって影響されます。デリケートな事柄であり、周囲に相談しにくいことです。その場で決めなくてはならず、場の雰囲気に流されてしまうことがあることは、想像に難くありません。海外渡航も、セーファーセックスを危うくする要因の一つです。

　要は粘り強くコンドームの重要性を説明し続け、患者さんによって柔軟に対応をしていくほかはないという点で、性感染症診療は、糖尿病などの生活習慣病の療養支援と似ている部分があると思います（糖尿病診療に関わる先生方、比較対象にする失礼をお許し下さい）。

　さて、性感染症はわが国の大学に講座はなく、正式な教育を受ける機会に恵まれているとはいえません。梅毒が流行している現在、性感染症に関する教育の重要性は、今一度着目されるべきです。

　また私は、性感染症は感染症のトレーニングに適していると考えています。その理由は、

1．感染がどのように起こったか、注意深い問診や診療、検査から証明しやすい

2．Point of care の病原診断が可能なことがある（グラム染色や迅速検査など）

3．Empirical な治療が必要となるケースが比較的多い

4．患者さんとその周囲への細やかな配慮（人権への配慮、公衆衛生的な配慮）が必要

　感染症を目指す若い医師には、ぜひ性感染症の現場に一度は携わって頂きたいと思います。性感染症診療では、患者さんの極めてデリケートな部分にタッチするからこそ、解決できた時の喜びは、患者さんも医療者自身も大きいといえます。性とは実に神秘的で、時に驚きをもたらす分野です。しかし、性感染症の患者さんは、大学や総合病院などの教育病院に受診することは稀であり、多くは当院のような性感染症を扱う町のクリニックを受診しています。アカデミアがイニシアチブを取って、性感染症の系統だったトレーニングのシステムを作る必要があると考えております。

文献

1） Rodger AJ, et al: Sexual Activity Without Condoms and Risk of HIV Transmission in Serodifferent Couples When the HIV-Positive Partner Is Using Suppressive Antiretroviral Therapy. JAMA. 316:171-181, 2016.

2） Ishikane M, et al: Prospective Case-control Study of Risk Factors for Incident Syphilis Infection among MSM in Tokyo, Japan. ID week, New Orleans, Abstract 56609, 2016.

（井戸田　一朗）

梅毒の再感染

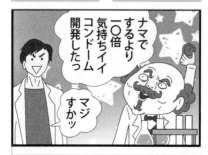

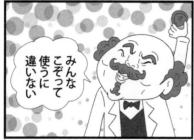

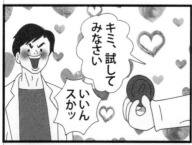

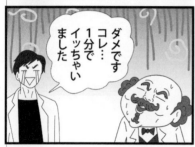

梅毒とパンデミック

　梅毒は古くから知られる性感染症です。その歴史には諸説あり、コロンブスによって米大陸から欧州にもたらされたという説とコロンブス以前から熱帯地方に分布していた風土性トレポネーマが寒冷な欧州で変異したという説があり、いまだに結論が出ていません[1]。いずれにせよ、梅毒は大航海時代に新興感染症として欧州に登場し、いつしか世界中で常時発生している状態になったという見方ができます。当時の記載では、「その膿疱はしばしば頭から膝までの全身を覆っており、人々の顔からは血がしたたり落ち、数ヵ月以内に死亡した」という、現代の私たちが診ている梅毒と果たして同じ疾患なのかと疑念を抱くような激烈な症状が認められました[2]。病原体の梅毒トレポネーマが発見されるのには1905年まで待たねばなりませんが、当時から梅毒が性交渉によって感染すること、多彩な症状を示すことは広く認識されていました。

1　ある日、診察室で

　症例は30代のHIV陽性のゲイ男性Hさん。抗HIV療法が導入され落ち着いた後、2年前から当院に通院中です。
　HIVの治療経過は良好なため、いつものように前回と同じ処方をして済ませるところでしたが、
私　　「最近、変わったことはありませんか？」
Hさん「そういえば最近左腋にしこりがあるんですよ」
　胸部の診察を行ったところ、左腋窩リンパ節腫大と左乳輪に苔癬化局面を認めました。梅毒の初期病変も考えられる所見と考えました。

　1週間後の再診。

私　「梅毒検査の結果（血清RPR）が前回に比べて異常に高い値でした、梅毒に再感染したと考えられます。おそらく左腋のしこりも梅毒によるリンパ節炎ですよ。どのように感染するか知っていますよね。思い当たることはありますか？」
　シャイで言葉少ないHさんは照れ臭そうな表情をみせました。

　早期顕症梅毒と診断し、感染症発生届を行いました。当時は経口薬のミノサイクリンを処方しましたが、今であればアドヒアランスに心配がないベンザチンペニシリンG筋注製剤の単回注射を勧めたことでしょう。この世界的な標準治療薬は本邦ではなかなか薬事承認が進みませんでしたが、2021年にようやく保険収載となりました。昨今の梅毒の流行が後押しをしたものと考えられます。2000年代以降、多くの先進国ではHさんのように性的に活発なゲイ・バイセクシュアル男性が梅毒の流行拡大を牽引しました[3]。日本でも2010年代には患者数の増加が明らかとなりましたが、異性間性交渉による感染が多いことが欧米と異なります[4]。梅毒は感染防御レベルの免疫は獲得されず、何度でも感染することが、この再流行に一役買っているものと思われます[5]。

　本症例を通じて、梅毒を含む性感染症は必ずしも外性器に病変を生じるものでないことをあらためて認識しました。オーラル・アナルセックスを反映して、口腔咽頭や直腸の粘膜が病原体の侵入・排出門戸になることはゲイ・バイセクシュアル男性の患者さんでは珍しくありません。さらに梅毒トレポネーマでは乳頭・乳輪も侵入門戸になることは重要です[6]。一見、初期病変は湿疹などと間違えてしまいそうですが、無痛性の所属リンパ節腫大は梅毒を疑う所見として重要と考えられます。

　このような梅毒の多彩な症状に関連し、かの有名な Sir William Osler は「梅毒を制するものは医学を制する」（He who knows syphilis knows medicine）という言葉を残したとされています。当時は神経梅毒の患者も多く、全身性疾患として認識さ

れる機会が多かったのでしょう。ペニシリンの登場はまだですが、梅毒トレポネーマが高熱に弱いことを利用して、マラリア患者の血液を神経梅毒の患者に輸血して高熱を惹起させるマラリア療法も実施されていました。血液で媒介されるHIV/AIDSの流行に直面している現在では信じられない治療ですが、この治療法を開発したDr. Julius Wagner-Jaureggにノーベル生理学・医学賞が授与されています（1927年）[7]。

　Oslerが活躍した20世紀初頭には梅毒を含めて古典的な感染症が欧米でも蔓延していました。ニューヨーク市で発生した腸チフス患者のクラスターの感染源が無症候性キャリアの家政婦Ms. Mary Mallonとわかったのもこの頃です[8]。ただし、衛生水準の向上により、米国における感染症の死亡率は減少し続けていました。このダウントレンドを一時的に覆したのが、1918〜1919年に発生したスパニッシュインフルエンザです[9]。このパンデミックにおいて、通常は高齢者と乳幼児に死亡をもたらすインフルエンザが20代にも死亡のピークを形成しました。梅毒の患者はこの年齢層に多かったはずですが、パンデミックインフルエンザが梅毒の流行にどのような影響を与えたのかは不明です。

　2019年末に中国湖北省武漢市で発生した新型コロナウイルス感染症（COVID-19）はこのスパニッシュインフルエンザに相当する100年に一度のパンデミックの事例とされています[10]。病原体SARS-CoV-2は会話の際に発生するエアロゾルに含まれ、感染者の半径1m以内で感染しやすいことが明らかになっています。ワクチンなどの医薬品によらない感染対策として、手指衛生に加えて、公共の場でのマスク着用（ユニバーサルマスク）の有効性が示され、ソーシャルディスタンスの名の下に人との接触をできるだけ避けることが推奨されました。ロックダウンと称する外出禁止令が出された国や地域もありました。
　人同士の最も濃厚な接触とも言える性交渉があれば当然感染しやすいので、COVID-19パンデミックの梅毒を含めた性感染症に対する影響は興味深いテーマです。イタリアやスペイン、台湾などから、パンデミック初期には一時的に梅毒や淋菌感染症の罹患率が減少したという報告がみられますが、のちにさまざまな国や地域で患者数の増加が報告されています[11][12][13]。日本でも梅毒は2020

年に下火だったものの、2021年は感染症法施行以来最大の患者数になりそうです。

　国立感染症研究所によれば、2021年第1〜47週まで（2021年1月4日〜11月28日）に診断され、梅毒として報告された症例数は6,940例で、2020年同時期の約1.4倍でした[14]。性別では、男性4,604例、女性2,336例でした。都道府県別では、東京都2,170例、大阪府738例、愛知県367例、福岡県301例、神奈川県290例が上位5位でした。男性は異性間性的接触が2,782例（60%）、同性間性的接触が826例（18%）、その他・不明1,036例（23%）とされています。若年女性の感染増加に伴い、先天梅毒も19例が報告されています。梅毒の流行はCOVID-19の影に隠れた公衆衛生上の緊急事態といってもよいでしょう。この背景にはどのような状況があるのでしょうか。

　海外におけるゲイ・バイセクシュアル男性を対象とした調査から浮かび上がったのは、多くがCOVID-19の流行に直面し感染予防を試みるものの、一部旺盛な性行動を示す集団があったことです。

　オランダのアムステルダムで2020年5月に実施された調査では、353人のゲイ・バイセクシュアル男性中、73%が性的パートナーの減少を報告しました。一方、カジュアルセックスの機会があった38%においては、低学歴、独居、COVID-19感染対策を重視しない、パンデミック前のパートナー数が多い、HIV曝露前予防内服（PrEP）との関連が指摘されました。

　また、英国のロンドンで2020年8月に実施された調査では814人のHIV陰性のゲイ・バイセクシュアル男性が回答しました[15]。75%がロックダウン前よりパートナーの数が減ったことを報告しました。一方、隔離による寂しさや不安が性行動のきっかけになったと回答した者が約半数いました。20%が性行為のあとに感染対策を遵守しなかったことを悔いる心理状態になったことを報告しています。73%がパートナーとCOVID-19の感染対策について話し合っていました。PrEPを行っている者はパートナー数が多い傾向はアムステルダムと同様です。

　さまざまな感染症が同時に流行している場合、各疾患の公衆衛生上の重みづけを行うことは決して容易なことではありません。特にパンデミックのような緊急事態においては、常時発生している感染症への関心は薄れるのが必定です。

　個人のレベルでも、感染症に対するリスク認識は人それぞれであり、必ずし

　も合理的な対応をいつもとるわけではありません。PrEP を常用する集団に示されるように、医薬品による対策がそれ以外の対策を緩めることにつながることは示唆的です。疾患は異なりますが、梅毒の増加と COVID-19ワクチンの普及には相関があるのでしょうか。

　医薬品が開発される遥か以前から新しい感染症のパンデミックは発生し続けてきました。そのような状況においても性を含めた人々の日常生活は淡々と続いてきたのであり、孤独や不安を代償するものとして性の役割を過小に評価することはできません。先のロンドンでの調査では、パートナーと COVID-19対策について話し合っていたことに希望を見出したいと思います。信頼できるパートナーとの会話は行動変容につながると考えるからです。

　数ヵ月に一度だけ診察する医師が患者の信頼を得て、よき治療上のパートナーになるのは簡単なことではありません。しかし、そのような関係になれば感染症の予防にも大きな力になることは間違いないでしょう。医学のアートとしての側面にも多大な関心を寄せた Osler のいう梅毒のわかる医師とは、このような力量も併せ持つ医師を指していたような気がしてなりません[16]。

文献

1.　ウィリアム・H・マクニール：疫病と世界史. 中公文庫. 2007.

2.　Diamond J: Guns, Germs and Steel. WW Norton. 1997.

3.　Spiteri G, et al: The resurgence of syphilis in high-income countries in the 2000s: a focus on Europe. Epidemiol Infect 147:e143, 2019.

4.　Takahashi T, et al: Rapid increase in reports of syphilis associated with men who have sex with women and women who have sex with men, Japan, 2012 to 2016. Sex Transm Dis 45:139-143, 2018.

5.　Rompalo A, Cates W: Syphilis. In : Bacterial Infections of Humans: Epidemiology and Control, 4 th ed, Springer, 2009.

6.　Chiu HY, Tsai TF: A crusted plaque on the right nipple. JAMA 308:403-404, 2012.

7.　Haas LF: Julius Wagner-Jauregg (1857-1940). J Neurol Neurosurg Psychiatry 72:105, 2002.

8.　Marineli F, et al: Mary Mallon (1869-1938) and the history of typhoid fever. Ann Gastroenterol 26:132-134, 2013.

9.　CDC: Crude death rate for infectious diseases, United States 1990-1996. MMWR 48:621-648, 1999.

10.　Gates B: Responding to Covid-19 – A once-in-a-century pandemic? N Engl J Med 382:1677-1679, 2020.

11.　Latini A , et al: Is COVID-19 affecting the epidemiology of STIs? the experience of syphilis in Rome.

Sex Transm Infect 97:78, 2021.

12.. de Miguel Buckley R, et al: Social distancing to combat COVID-19 led to a marked decrease in food-borne infections and sexually transmitted diseases in Spain. J Travel Med 25:taaa134, 2020.

13. 国立感染症研究所感染症疫学センター：＜注目すべき感染症＞梅毒. IDWR 47, 2021.

14. van Bilsen WPH, et al: Sexual behavior and its determinants during COVID-19 restrictions among men who have sex with men in Amsterdam. J Acquir Immune Defic Syndr 86:288-296, 2021.

15. Hyndman I, et al: COVID-19 restrictions and changing sexual behaviours in HIV-negative MSM at high risk of HIV infection in London, UK. Sex Transm Infect 97:521-524, 2021.

16. Hinohara S, Niki H: Osler's "A way of life" and other addresses, with commentary and annotations. Duke University Press, 2001.

（加藤康幸）

梅毒とパンデミック

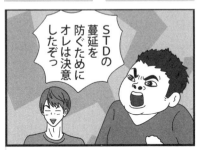

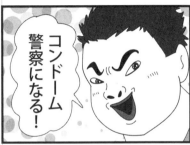

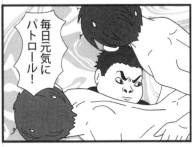

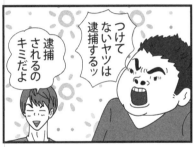

ゲイとC型肝炎

2020年のノーベル医学生理学賞は、C型肝炎を発見した3人の英米の研究者が受賞しました。C型肝炎は、献血のスクリーニングおよび有効な治療薬（direct-acting antiviral:DAA）の開発により、地球上からの撲滅の可能性すら議論されています。ところが近年、C型肝炎は思いもよらぬ経路での感染が持続しています。

1　ある日診察室で。

症例は、30代のHIV陽性のゲイ男性Hさん。

別の病院で数年前にHIV感染が判明し、抗HIV療法が導入され落ち着いた後、2年前から当院に通院中です。HIVの治療経過は良好です。

Hさんは、3ヵ月に一度の定期診察の後、治療がうまく行っているかどうかの確認のための採血後、処方箋を持ってお帰りになりました。

ところが、その日の採血の結果で、AST 712 U/l ALT 1122 U/l 総ビリルビン値0.9 mg/dl と黄疸を伴わない肝酵素の異常高値を認めました。

当院では新規のHIV患者さんには、A、B、C型肝炎ウイルスの検査をしています。カルテをさかのぼると、2年前の初診時にはすべてのウイルス性肝炎マーカーは陰性でした。

原因を検索するために、いくつかの追加検査をオーダーし、患者さんに状況を知らせ、再検査と精査のための受診を指示しました。追加検査の結果、意外なことが判明したのです。

1週間後。

私　「お電話したとおり、先日の採血の結果、肝機能障害がみつかりました。急性肝炎の状態です。軽症、中等症、重症でいえば、中等度です。今すぐ入院が必要という訳ではありませんが、今後どうなるか、慎重な経過観察と詳しい検査が必要です。今、倦怠感や食欲低下、尿の色が濃くなったりする症状はありませんか？」

Hさん「いえ、ぜんぜん。電話もらって驚いたくらいです。原因は何でしょうか？どうすればいいですか？」

私　「残っていた血液を用いて原因を調べてみたところ、C型肝炎の抗体が陽性という結果でした。2年前は罹っていなかったのですが、今は罹っていることが分かりました。肝機能障害の原因は、C型肝炎による可能性が高く、この2年の間に感染したと考えられます。」

Hさん「は？C型肝炎？何ですかそれ？」

その日の血液検査の結果、HCV-RNA定量検査の結果は6.3 log IU/mlであり、他のウイルス性肝炎マーカーは陰性であったため、急性C型肝炎と診断し、感染症発生届を行いました。ご本人は一貫して無症状でした。

2　ゲイとC型肝炎

ご存知のように、C型肝炎は血液を介して感染します。WHOは、2015年には7,100万人の感染者が存在し、新たに170万人が感染し、2016年には39.9万人がC型肝炎による肝硬変や肝細胞癌で死亡したと推定しています[1]。先進国では、不衛生な医療器具や、輸血を介した水平感染が減少しつつある一方、静脈薬物使用者による針の共有や、性交渉を介した感染が増加しています。

性交渉によるC型肝炎は、どのくらいの頻度で起こるのでしょう？

イタリアにおける、C型肝炎陽性のパートナーを持つ895人のC型肝炎陰性の異性愛者における前向き観察研究では[2]、10年後にC型肝炎に感染していたのは3人で、罹患率は0.37/1,000人年でした。ただし、3人中1人のC型肝炎ウイ

ルスは、パートナーのウイルスとは異なるジェノタイプであり、2人のC型肝炎ウイルスのゲノムシークエンス解析の結果、パートナーのC型肝炎ウイルスとは一致せず、パートナー間の水平感染は否定されました。異性愛者においては、C型肝炎の性感染は稀な事象といえます。

　ところがHIV陽性ゲイ男性の間で、出血を伴うアナルセックスを介しての感染の増加が2000年代から世界各国で報告されるようになりました。HIV陽性ゲイ男性を対象とした系統的レビューによれば、罹患率は1991年には0.42/100人年であったのが、2012年には1.34/100人年へと増加がみられました[3]。国立国際医療研究センター病院において、2005〜2010年の間に、当初C型肝炎陰性だった753人のHIV陽性ゲイ男性のうち、21人がC型肝炎ウイルスに感染し、罹患率は9.35/1,000人年でした[4]。

　感染の行動要因として、ドイツにおける症例対照研究[5]では、コンドームを使わないアナルセックス、特にグループセックスにおける直腸からの出血、フィスト（肛門から手を入れるプレイ）、コカインや覚醒剤の吸引があげられています。生物学的要因として、梅毒などの他の性感染症の流行との関連が指摘されているほか、社会的要因として旅行やマッチングアプリに代表される、出会いの範囲の拡大とグローバル化があげられています[6]。イギリスからの報告では、1999〜2005年に急性C型肝炎と診断された111人のHIV陽性ゲイ男性中、92.8%が無症状で、定期受診の際の肝機能障害や性感染症スクリーニングをきっかけに診断され、わずか7.2%に黄疸を認めたとのことで[7]、当院での経験と一致します。

3　日本の急性C型肝炎とゲイ

　実は、この症例には前振りがあります。

　私は、Hさんの事例を経験する前に、HIV陽性ゲイ・バイセクシュアル男性の間で、急性C型肝炎が起こり得ることを知っていました。2010年に参加した国際エイズ学会で、HIV陽性ゲイ男性におけるC型肝炎のアウトブレイクについてのシンポジウムに出席した際に、初めて知ったのです（そのシンポジウムでは、なんとゲイビデオを用いながら、今のこの行為が感染の起こりやすい行為です、と

生々しく解説されていました）。

　これは日本でも必ず起こり得ると確信し、網を張って警戒していたところ、2012年11〜12月にかけて、通院中だったHIV陽性ゲイ男性において、5人の急性C型肝炎を診断しました。同年の東京都における急性C型肝炎の報告数は13人であり、単一施設において2ヵ月足らずの間に5人の急性C型肝炎がみられたことは、小規模なアウトブレイクといえます。ウイルスの解析ができた4人中、3人において、複数のタイプのジェノタイプに感染し、そのうち2人のウイルス（ジェノタイプ2a）は相同性が97％であり、ほぼ同じウイルスであることが判明しました[8]。患者さん同士に何らかの接点があることが疑われましたが、本人の名前を出す訳にも行かず、実際のところは不明のままです。ゲイ・バイセクシュアル男性の中でさらに限られた、性的に活発なコアなグループにおいて、濃厚かつ繰り返す感染が起こっていることが推測されます。そして、その流行は2022年現在も続いています。

　さて診察室に戻ります。

私　「C型肝炎は、覚醒剤を使用する際の注射針の共有や、コンドームを使わないアナルセックスによって感染が起こるのです。大事なことを伺います。これまでに覚醒剤を含むドラッグを使ったことはありますか？」
Hさん「使ったことはないです。」
私　「半年以内に、コンドームを使わないアナルセックスをしたことはありましたか？」
Hさん「はい。」
私　「複数でのプレイはありましたか？」
Hさん「はい。そんな時もありました。」
私　「正直に教えて下さりありがとうございます。C型肝炎は、セックスでの感染力は強くありませんが、乱交パーティでのコンドームを使わないアナルセックスは、感染が起こりやすい状況です。C型肝炎には有効な治療法がありますが、治っても再感染することがあり、その予防のために重要な情報なのです。さて、C型肝炎とこれからの治療について相談しましょう。」

　結局、Hさんを2年前の紹介元の、エイズ治療の拠点病院に紹介し、HIVは当院で引き続きフォローアップし、連携しながら、C型肝炎の治療は拠点病院で行われることになりました。

　この症例からいくつか学んだことがあります。

　一つ目は、感染症に限りませんが、日頃情報収集し、網を張って意識しておくことで、初めてキャッチできることがあるという現実です。Hさんの症例で、私は「もしかして？！」と思い、比較的早期に診断に到達できました。もちろんその後、別の症例で診断を外したことは多々ありますし、いまだ意識せず見逃している他の病態もあることでしょう。いずれにせよ、日々網を張っておくことで、個々の患者さんのメリットに留まらず、さらに症例が集まり、研究面での発展につながることを実感しました。

　二つ目は、日頃の患者さんへの情報発信の重要性と難しさです。

　C型肝炎は、今やDAAにより90%が治癒する時代になりましたが、ワクチンが存在せず、公費医療費助成制度があるといえ、治療には高額の医療費がかかる感染症です。2012年以降、私は通院中のHIV陽性者全員に対し、年に1回はスクリーニングとしてのC型肝炎抗体検査を実施し、C型肝炎について啓発し、予防方法について議論をする機会にしています。それにも関わらず、毎年1例以上は新規の急性C型肝炎を診断しています。全ての患者さんの心に届くことは難しいですし、上記のような行動要因をお話することは、私でも戸惑いがありますが、日々あきらめずにタイムリーに情報を伝えることを愚直に続けるのみと思い、今日も限られた診察時間中に個々の患者さんにどう話そうかと悩みながら、診察室に向かいます。

文献

1 ）　World Health Organization: Global hepatitis report, 2017.
2 ）　Vandelli C, et al: Lack of evidence of sexual transmission of hepatitis C among monogamous couples: results of a 10-year prospective follow-up study. Am J Gastroenterol. 99:855-859, 2014.
3 ）　Hagan H, et al: Incidence of sexually transmitted hepatitis C virus infection in HIV-positive men who have sex with men. AIDS. 29:2335-2345, 2015.
4 ）　Nishijima T, et al: Incidence and risk factors for incident Hepatitis C infection among men who have sex

with men with HIV- 1 infection in a large Urban HIV clinic in Tokyo. J Acquir Immune Defic Syndr. 65: 213-217, 2014.

5 ）　Schmidt AJ, et al: Trouble with bleeding: risk factors for acute hepatitis C among HIV-positive gay men from Germany--a case-control study. PLoS One. 6 : e17781, 2011.

6 ）　Chan DPC, et al : Sexually acquired hepatitis C virus infection: a review. Int J Infect Dis. 49: 47-58, 2016.

7 ）　Danta M, et al: Recent epidemic of acute hepatitis C virus in HIV-positive men who have sex with men linked to high-risk sexual behaviours. AIDS. 21: 983-991, 2007.

8 ）　井戸田一朗, 他：しらかば診療所で経験した、HIV陽性者における急性C型肝炎の集団発生について. 日本エイズ学会誌 15: 497, 2013.

（井戸田　一朗）

もし医師がHIVに感染したら

これをお読みの方々はHIV検査を受けたことがありますか？
もし、あなたがHIVに感染していたら、お仕事はどうされますか？

　医療者も当然セックスをしますし、セックスをする限りHIVを含む性感染症に感染する可能性は避けられません。当院に通院されるHIV陽性患者さんの中には、医師、看護師、臨床検査技師、理学療法士、臨床工学技士、栄養士、社会福祉士、医療事務など、集まれば総合病院が開けるのではないかと思うくらい、多種多様の医療従事者の方がいらっしゃいます。

　当院の患者さんの、あるゲイ男性でベテランの外科医師は、性感染によるHIV感染が判明した後、抗HIV療法が奏功し、ウィルスが良好にコントロールされているのにも関わらず、外科医を続けることを諦めた方がいらっしゃいます。たとえウィルスが検出限界未満に抑えられていようが、患者さんにHIVを感染させる可能性がゼロでない以上、手術を続けることは倫理的にできない、とご自分で判断をされたのです。

　HIV陽性の医療従事者から、患者さんにHIV感染が起こった症例は存在するのでしょうか？これまで、結論が出ていないものを含めて、世界で4事例報告されています[1]。

■ 【表1】HIV陽性の医療従事者から、患者さんにHIV感染が起こったと考えられた事例

年	国	事例
1988	アメリカ	歯科医師から器材を介した5人の患者への感染
1996	フランス	看護師から患者1人への感染
1997	フランス	整形外科医師から大腿骨置換術中の患者1人への感染
2006	スペイン	産婦人科医師から帝王切開術中の患者1人への感染

（文献1より著者作成）

　HIV陽性の医療従事者から患者さんへの感染は、極めて稀な事象であると考えるべきです。ちなみにB型肝炎(HBV)に感染している医療従事者から患者さんへの感染事例は、2000年以降は論文として報告されたものは世界で2人のみです（うち1人は日本からの報告[2]）。同様にC型肝炎(HCV)は、2000年以降は3人のみです。現在ではHBV、HCVの医療従事者から患者さんへの感染成立も、HIV同様、極めて稀な事象であると言えます。

日本の状況

　日本においてHIV陽性が判明した医療従事者の扱いはどうなっているのでしょうか？

　結論からいうと、ほとんど検討されていないに等しい状況です。
　まず日本では法律上、感染症による就業制限は、感染症法第18条に定められている通り、一類、二類、三類感染症および新型インフルエンザのみ課せられ（対象となる業務と停止期間は感染症ごとに省令で規定）、HIV感染症は五類感染症です。

　1995年に労働省は「職場におけるエイズ問題に関するガイドラインについて」という文書を局長名で通達しています。しかし「なお、本ガイドラインは、（中略）医療機関等の職場は想定していない」と、HIV陽性の医療従事者に関する言及を避けています。その後2010年にHIV陽性が判明した看護師の強制退職が問題となった際、上記の箇所が改訂され、医療機関等の感染防止については「院内感染対策マニュアル作成のための手引き（案）」等を参考に、各医療機関に判断を任せる、とされました。感染対策をしっかり行うことは大前提であり、極めて重要ですが、最もデリケートで難しい、HIV陽性医療従事者の勤務内容や勤務自体に関する判断については、やはり言及されていません。

海外では

それでは海外の流れはどうでしょうか。

2020年の Society for Healthcare Epidemiology of America (SHEA) による HBV、HCV、HIV に感染した医療従事者の取り扱いに関するガイドライン[1]によれば、

1. 医療行為を侵襲度の低いものから高いものへ分類し（カテゴリー1,2,3）、カテゴリー3に従事する医療従事者は、自身のHBV,HCV,HIVの有無を知る倫理的義務を負う
2. 感染対策をしっかり行うこと
3. 各感染症に罹患している医療従事者は、カテゴリー3以外であれば、患者ケアに参加することに問題はない。病原体ごとに定められた血中ウィルス量を下回れば、カテゴリー3に従事することに制限はない。
4. 各医療従事者のプライバシーを最大限尊重したうえで、産業医が感染症に罹患している医療従事者を定期的にモニターし（例：6ヵ月ごと）、各施設において設置された専門家による委員会が判断を行う
5. 上記ガイドラインに従っている限り、医療従事者はルーチンで患者に、感染症に罹患していることを告知する正当性やメリットはない

また英国保健省による HIV 陽性の医療従事者の取り扱いに関するガイダンスでは、HIV 陽性の医療従事者による侵襲的処置を厳しく制限してきましたが、2014年に改訂され、侵襲的処置に携わる全医療従事者は HBV,HCV, HIV 検査を受けなければならず、拒否した場合は処置に携わることはできないとしたうえで、SHEAガイドライン同様、治療によりウィルスのコントロールが各施設でモニターできていれば、携わることができる侵襲的処置の制限を撤廃しました[3]。

ではどうしたら

長くなりましたが、先ほどの症例に戻ります。

　私はそのお話を患者さんからお聞きして、まず、なんという損失だろう
と思いました。それは社会的な損失、個人のwell-beingの損失の二つの意味
においてです。熟練した外科医になるまでに要した年月と努力、その医師
の技術が社会に貢献できたはずの可能性、また仕事にかけてきたご本人の
情熱を考えると、ため息をつかざるを得ませんでした。もちろん、ご本人
の倫理観に基づいた判断も、私は十二分に理解できました。
　しかし、私がもし、HIV感染を理由に感染症診療や公衆衛生に対する情
熱を取り上げられたら、私には何が残るのだろう？HIVに感染した自分が
悪いとあきらめられるのだろうか。
　ヒポクラテスの誓いを持ち出すまでもなく、患者さんへの危害は可能な
限りゼロに近づけなくてはなりません。しかし、HBV、HCV、HIVに感染
している医療従事者の取り扱いについては、各感染症の治療や感染対策の
技術の進歩に併せた議論が、わが国で十分になされているとは、到底いえ
ません。私はまず、学会やアカデミアが主体となって、各医療機関を対象
に、それらの感染症を持つ医療従事者への対応についての実態調査行う必
要があると思います。そのうえで、SHEAガイドラインを参考に、日本の
実情にあったガイダンスが作成されるべきです。個人マターとして、個人
に判断も責任も委ねるのではなく、組織的な支援と理解が必要ではないか、
そして何よりも患者さんの利益のため、そうした議論を日本でも始める必
要があるのではないかと考えています。

（井戸田　一朗）

初出：日経メディカル「HIV感染で外科医を辞めたゲイ男性」（2016/7/12）
https://medical.nikkeibp.co.jp/leaf/mem/pub/series/itoda/201607/547525.html

文献

1）　Henderson DK, et al: Management of healthcare personnel living with hepatitis B, hepatitis C, or human immunodeficiency virus in US healthcare institutions. Infect Control Hosp Epidemiol. 43: 147-155, 2022.
2）　Sugimoto S, et al: A case of acute hepatitis B related to previous gynecological surgery in Japan. J Infect chemother 19: 524-529, 2013.
3）　Public Health England: The Management of HIV infected Healthcare Workers who perform exposure prone procedures: updated guidance, January 2014.

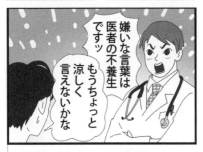

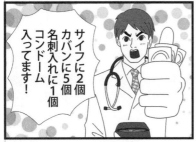

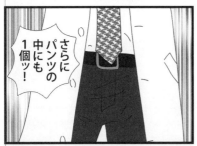

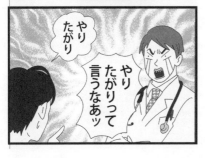

3 性的マイノリティと
ワクチン

備えあれば患い無し

旅は人生に彩りを与えてくれるものですね。コロナ禍で旅行に行きにくくなった分、その楽しさを改めて思い出したり、次に行けるようになったときの旅行の計画をあれこれ考えたりしている方もいるかもしれません。診療所の患者さんの中にも旅好きの方はたくさんいますし、海外を飛び回る仕事をしている方もいます。旅行にも海外出張にも何回も行っているし、スーツケースの中の準備はばっちり・・そんなＵさんのコロナが流行る前の頃のお話です。

1　ある日、診察室で

Ｕさん「お忙しいのに、急に予約入れちゃってすみません」

　Ｕさんは、IT企業でバリバリ働く、スーツと腕時計の似合う２０代男性です。

私　　「いえいえ。どうされましたか？」

Ｕさん「実は、最近毎日熱が出るんです。もう１週間くらいになるかな。もっと早く来たかったんですが、なかなか時間が取れなくて」

私　　「１週間ですか。それは長いですね。咳とか、のどの痛みとか、下痢とか、何か症状はありませんか？」

Ｕさん「それが、そういう風邪っぽい症状とか下痢とかは全然ないんですよね。むしろ便秘気味で。でもだるくて、熱が出るときに寒気がします」

私　　「ここ１ヵ月くらい、何か変わったことはなかったですか？　どこかに旅行に行ったり、普段のパートナーではない方と性交渉したり・・」

Ｕさん「最近そっちのほうはご無沙汰なんですけど。3週間前に5日間だけ、インドのデリーに出張しました」

私　　「インドですか・・・出かける前に何かワクチンとか打たれましたか？」
Uさん「え？　5日間だし。ワクチンとかやってないです。インドには何回も行ったことあるし。お腹壊したことぐらいはありましたけど、それくらいだったんで」
私　　「食べ物とか飲み水はどうされていましたか？生野菜・水道水は飲んでいないですか？蚊に刺されたりはしていませんか？」
Uさん「蚊には少し刺されたかな。生ものは気を付けてましたよ。結構ちゃんとしたホテルに泊まっていたので、歯磨きだけは水道の水使ってました。その時少しだけ飲んじゃったかも・・」

　診察すると、右の下腹部に軽い圧痛を認めましたが、それ以外は大きな異常を認めません。熱（38℃）の割に、脈拍数（70台）が少ない印象もあります。インドで蚊に刺されてからの発熱、というと、まずはデング熱が頭に浮かびますが、現地を出てから発熱が始まるまでに2週間たっていること、から否定的です（感染症には潜伏期と呼ばれる期間があり、感染してから症状がでるまでの期間がおおよそ病気によって決まっています）。水道水を飲んでしまっていること、発熱が続いている割には症状が乏しく、脈拍も上がっていないことから別の病気が頭に浮かびます。

私　　「腸チフスやパラチフスの可能性があるように思います。血液培養という検査をして診断するのですが、採血させてください」
Uさん「えー？　なんか大ごとですね。でも熱が下がらないのも困るのでお願いします」

　翌日の夕方、血液培養からはパラチフス菌が生え、2週間程度の抗菌薬点滴のため、近くの病院の感染症科に紹介して入院して頂きました。

2　ワクチン情報

Uさん「いやーひどい目にあいました。でも、担当してくれた若い研修医の先

生がちょっと素敵でいい感じでした・・」

私　　「それはいろいろよかったです！」

Uさん「またインドにはいくんですけど、ワクチンのことを相談するようにいわれました」

私　　「そうですね。今回かかられたパラチフスには残念ながら効果がないのですが、同じようなうつり方をする腸チフスにはワクチンがあります。それに、A型肝炎とか、狂犬病は今後もインドに行かれるならお勧めです。日本脳炎や破傷風は母子手帳で子供の頃の接種記録をみながら回数を相談ですね。」

Uさん「えー！そんなに・・・」

私　　「でも一度シリーズで打ってしまえば、毎回行くたびに打たなくても、ワクチンによりますが、数年間からものによっては１０年間以上、追加の接種はいらないんですよ。それに例えば狂犬病は発症してしまうとほぼ１００％亡くなってしまう病気ですし・・」

Uさん「そういえば、来年くらいに、アフリカに出張行くかもって話もあるんですけど・・」

私　　「アフリカだと、場所によってはこれに、黄熱ワクチンやマラリアの予防薬なんかも必要になってきます」

Uさん「いろいろありすぎて頭がごちゃごちゃします・・」

私　　「そうですよね。インターネットにも結構情報がありますよ。例えば厚生労働省検疫所ではFORTHで渡航先ごとのわかりやすい情報を公開しています。旅行関係のワクチンのことがまとまったパンフレットや資料を公開している病院もあります。英語であれば、CDCのウェブサイトにも行先ごとの情報があります。あと、治安関係のことだと、外務省海外安全ホームページに新しい情報があります（表１）。

■ 表1 渡航者向け医療・安全情報

ソース　URL	QRコード
厚生労働省検疫所FORTH https://www.forth.go.jp/index.html	
国立国際医療研究センター病院トラベルクリニック http://travelclinic.ncgm.go.jp/	
CDC Travelers' Health https://wwwnc.cdc.gov/travel	
外務省海外安全ホームページ https://www.anzen.mofa.go.jp/	

Uさん「ありがとうございます。ちょっと予習してみます」

私　「子供の頃に打っておくべきワクチンを打っていなかったせいで、旅先ではしかに罹って大変なことになった方もいるので、母子手帳も確認できるとありがたいです」

Uさん「とってあるかなあ。母親に聞いてみます」

私　「ワクチンだけではなく、サラダとかも含めて生ものを避けるとか、きちんとした虫よけのスプレーの使用も大事です。ディートが３０％以上入っているものや、肌にあわなければイカリジンを使用したものもおすすめです。冬でも空港の薬局などにおいてあることが多いですよ」

Uさん「結構いろいろあるんですね。まあ、でもまた入院とかは勘弁してほしいので、できることはやってみます」

　Uさんは次の渡航に合わせて、ワクチン接種を進めていくことになりました。

　旅行前のワクチン、というと日本ではあまりピンとこない方もいるかもしれません。新型コロナウイルス感染症やインフルエンザのようにどこの国でもかかる可能性のある病気がある一方、デング熱やマラリア、腸チフスなど日本では通常流行していない病気が流行っている国もあります。いわゆるトラベルク

リニック、とよばれる、海外旅行の前のワクチン接種を行っているクリニックや診療所で、旅行前に相談してワクチンを打っておくことで、病気にかかる可能性を減らすことができます。

　また、破傷風、はしか（麻疹）など日本で暮らしていてもワクチンを打っていないとかかる病気もあり、そういったワクチンの接種状況を見直す機会にもなります。さらに、A型肝炎やB型肝炎など、性感染症の予防効果もあるワクチンもあります。

　追加で重要な点として、海外旅行後に体調を崩した場合、自分では旅行と関係ないと思っていても、1〜2ヵ月以内の渡航歴は必ず病院受診の際に伝えるようにしてください。過去には、アフリカの渡航歴を伝えなかったために、風邪と間違えられたマラリアの患者さんもいました（早めに治療しないと命に係わる病気です）。熱や体調不良の原因として考える病気が変わるので、自分の身を守るためにもこうした情報を伝えるのはとても重要です。「備えあれば患いなし」で安全で楽しい旅をぜひ楽しんでいただければと思います。

（早川佳代子）

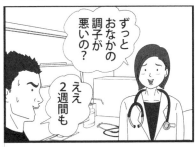

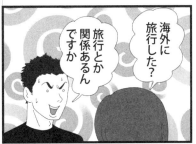

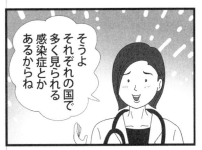

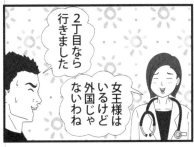

この病気、正直にいわなきゃダメですか?

2019年12月に中国・武漢で初めて患者が報告されてから、瞬く間に世界中に広がった新型コロナウイルス感染症。繰り返す緊急事態宣言や東京オリンピック・パラリンピックの延期など、社会全体に多大な影響を与えています（この文章が世に出るころには、与えていました、と過去形にできたらどんなにいいだろう、と夢想しています）。この新型コロナウイルス感染症は、私たち医療従事者のみならず、世の中のありとあらゆる人々の日常生活を大きく変えてしまいました。一方、ウイルスの特徴や感染経路、疾患の経過などの情報は信じられないスピードで世界に共有され、治療方法に関するさまざまな研究成果も日々更新されていきました。そして現在は高い効果が期待できるワクチンも登場し、その接種が進んでいます。

しらかば診療所の診察室でも、定期診察のたびに新型コロナウイルス感染症が話題になります。ちょうどワクチン接種が一般の方々にも普及しはじめた時期に診察した、30代のHIV陽性者Sさんのときもそうでした。

1　ある日、外来で

私　「前回の採血ではCD4も問題なし、ウイルス量も未検出でした。経過は良好ですね。引き続き、お薬を忘れずに続けてください」

Sさん「わかっています。もう習慣になっているので、忘れませんよ」

私　「そうですよね。そういえば、新型コロナウイルスのワクチン接種の予定はどうなっていますか?」

Sさん「まだなんですが、職域接種でしたっけ？勤務先でその話が出ているので、そろそろかもしれません」

私　「お、早いですね。HIVという病気の存在や、飲んでいるお薬の種類でワクチン接種が制限されることはありませんので、ご希望があれば接種していただいて大丈夫ですよ」

Sさん「あの…この診療所では接種できないんでしょうか？」

私　「準備は進めているのですが、ワクチンの分配の問題もあるみたいなので、正直いつになるかわかりません。打つなら早いほうがいいので、チャンスがあれば勤務先で打ってしまうほうがいいと思います」

Sさん「そうなんですね…うーん…」

どことなく歯切れの悪いSさん。そして続けます。

Sさん「あの…私の病気って、ワクチン接種の予診票に書かなきゃダメですか？」

2　病歴はどこまで聞き出せばよいか

　私は学生時代や初期研修医時代に、「診察の際、病歴や既往歴、内服薬は非常に重要だから、詳細に確認するように」と指導を受けました。既往歴や内服薬によって、疑うべき疾患や、それに応じて診療の内容が変わることがあるからです。ワクチン接種の予診票でも、「現在、何らかの病気にかかっていますか？治療（投薬など）を受けていますか？」という項目が含まれています。その中には「免疫不全」というチェック欄があり、病名や治療薬の詳細を書くスペースが設けられているのです。

　そのスペースに、Sさんが「HIV」と記入したとします。接種前の問診のときに、医師が「あ、HIVなんですね」と声に出して確認すると、その声は集団接種会場の仕切りを越えて、診察室の外にまで届いてしまうかもしれません。同じ会場の同じ時間帯にたまたまSさんの上司や部下がいて、横からチラッと予診票をみられるかもしれません。回収された問診票を整理するのは、Sさんの同僚かもしれません。そこに書かれた「HIV」の3文字は、「高血圧」「糖尿病」

の3文字と同じように受け流してもらえるのでしょうか。これらの心配はすべて「かもしれない」という仮定の話です。多くの場合はただの杞憂で終わるでしょう。でも、それが現実に起きたときにどうなるのだろう、というSさんの不安は想像に難くありません。

　一方、予診票の内容をもとに問診をして、接種の可否を判断する医師の立場から考えます。HIVという病気の存在によって、新型コロナウイルスワクチンの接種可否の判断が変わることはありません。内服している抗HIV薬の種類によって、接種可否の判断が変わることもありません。CD4陽性リンパ球数が低い場合にワクチンの効果が十分に得られない可能性が指摘されていますが、それを明確に支持するデータは今のところありません。また、今後そのようなデータが出たとしても、CD4陽性リンパ球数が十分に上昇するまでワクチンを延期することよりも、むしろ不十分な効果であってもワクチンを早く接種することで少しでも重症化のリスクを下げることのほうが重要だと思います。つまり、予診票にHIVやその治療内容が書かれていても、書かれていなくても、接種可否の判断そのものにはまったく影響を与えません。

3　ワクチン接種とHIVキャリア

　では、感染予防の観点からはどうでしょうか。

　一般的に医療現場では、すべての人に対して共通で実施するスタンダードプレコーションというものがあります。採血や注射といった血液に曝露する可能性のある手技の場合、患者側の感染症の有無にかかわらず、すべての人に対して手袋を着用することになっています。しかし、その患者がたとえHIV陽性だったとしても、スタンダードプレコーション以上の対応（たとえば手袋を二重にするとか、使い捨てのガウンを着る、とか、通常以上の対応）は必要ありません。

　新型コロナウイルスワクチンは（現在のところは）筋肉注射ですので、接種の際はHIVの有無にかかわらず手袋を着用しますが、HIVが陽性だからといってそれ以上の対応は不要です。つまり、接種の段階においても、HIVの有無によって対応が変わることはありません。なお、当然ながら針を扱うので、針刺し

（医療従事者が使用済の針を誤って自分に刺してしまうこと）が生じるリスクはあります。HIVのコントロールが良好の場合、針刺しをしても感染はほぼ生じないことがわかっていますが、曝露後予防として抗HIV薬を内服することがあります。そのため、万が一、HIV陽性の方がワクチン接種を受けた後に、その針による針刺しが生じた場合には、HIVのことを伝えて適切な対応をとってもらう必要があります。しかし、通常発生することではありませんし、Sさんのような「上司や部下、同僚にHIVのことを知られてしまうかも」という不安がある中で、予診票に「HIV」と書くことを強制する理由にはならないと思います。

　私は、「既往歴や内服薬を詳しく確認するように」と教わったのと同じように、「その後の意思決定が変わらないなら、不必要な検査をするな」とも教わりました。もしかしたら、ワクチン接種の予診票における「HIV」という情報は、不必要な検査と同じものなのかもしれません。希望するすべての人が安心してワクチン接種を受けられるようにするには、予診票や接種会場の設営など、工夫すべきところがまだまだありそうです。

（鈴木哲也）

この病気正直に

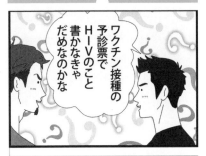

ワクチン接種の予診票でHIVのこと書かなきゃだめなのかな

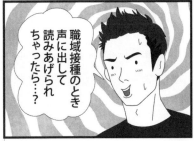

職域接種のとき声に出して読みあげられちゃったら…？

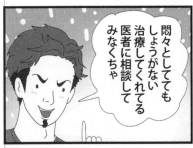

悶々としててもしょうがない治療してくれてる医者に相談してみなくちゃ

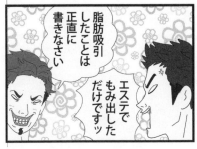

脂肪吸引したことは正直に書きなさい

エステでもみ出しただけですッ

男性における HPV ワクチン

1 ある日、診察室で。

症例は、30代のゲイ男性のHIV陽性の患者Lさん。

　Lさんは、定期的に当院でHIV検査をされています。いつものように定期検査でお越しになって、結果をお伝えした後のことです。

私　　「Lさん、今日の結果もHIVは陰性でした。もしあったらの話だけれど、最後にコンドームのないアナルセックスをしたのはいつ？」

Lさん「実は、先週しちゃいました... また検査受けに来ます。」

私　　「そうですね、今後も3ヵ月から半年ごとの定期検査をお勧めします。コンドームは今流行している梅毒の予防にも有効ですよ。当院のトイレにコンドームが置いてあるので、どうぞお持ち下さい。まず持ち歩きから始めてはどうですか。」

Lさん「はい分かりました。ところで先生、最近HPVワクチンってのがあるって聞いたんですけど、どうなんですか？」

私　　「あー、ヒトパピローマウイルスの予防接種ですね…」

2 HPVとHPVワクチン

　Human papillomavirus (HPV) は、主に性交渉により感染するウイルスで、100種以上の型のうちヒトの生殖器に感染するものは約40種で、16・18型を代表とする高リスク群は子宮頸癌を代表とする生殖器癌、肛門癌、中咽頭癌の原因とな

り、6・11型を代表とする低リスク群は尖圭コンジローマなどの良性腫瘍の原因となり、多重感染も稀ではありません。

　2013年に厚生労働省は9〜14歳の女子を対象に、子宮頸癌予防としての定期接種を開始し、2020年に4価HPVワクチンの男性への接種の適応拡大を承認しました（定期接種ではなく、接種の費用は自費）。2021年には9価HPVワクチンが発売され、今後のHPVワクチンの主流となるでしょう。

　一方海外では、米国・英国・オーストラリアなど先進国を中心に、定期接種として男子にも接種されています。米国 Advisory Committee on Immunization Practices (ACIP) は、9〜26歳の男女への接種を推奨し、27〜45歳の男女への接種は、基本的には推奨していません[1]。性的に活発になる思春期以前の接種が理想であり、27歳以上に接種するかどうかは、条件を付け、臨床上の意思決定を当事者と共有し検討することを推奨しています。46歳以上には認可されていません。一方、英 National Health Service (NHS) は、45歳までのゲイ・バイセクシュアル男性への接種を推奨し、無料で提供しています[2]。

　ゲイ・バイセクシュアル男性における肛門癌の増加が報告されており[3]（特にHIV陽性者で顕著）、米国ではゲイ・バイセクシュアル男性への接種も拡大されています。2017年の約1万人のゲイ・バイセクシュアル男性を対象とした調査では、18〜26歳の2,482人中32.8%がHPVワクチンを1回以上接種していました[4]（2014年の調査時は17.2%）。HIV陽性者への接種の有効性やメリットは検討が続いていますが、前述の調査では、18〜26歳のHIV陽性者267人中51.3%が1回以上接種していました。

　日本のゲイ・バイセクシュアル男性におけるHPV感染状況はどうでしょうか。当院及び石川県立中央病院における研究では、148人のHIV陽性ゲイ・バイセクシュアル男性から得られた肛門擦過物のうち、HPVが検出された106検体から、16・31・52・58型を含む15種類の高リスク型HPVが、6・11・61・81型を含む8種類の低リスク型HPVが検出され、57.3%に高リスク型が検出され、51.9%に多重感染がみられました[5]。国内のゲイ・バイセクシュアル男性におけるHPV感染が広範かつ深刻であることが伺えます。

　さて、症例に戻ります。HPVワクチンの男性への接種は、肛門癌や尖圭コン

ジローマの予防に有効ですが、ACIPの推奨に沿うと、30歳代であれば積極的な接種対象に含まれません。NHSはゲイ・バイセクシュアル男性なら45歳までOKとしており、この差は、エビデンスに基づくというより、医療経済や医療システムの違いによるかもしれません。ご本人は性的に活発で、年齢のうえからも、すでに複数のHPVに感染していると考えられます。しかし、ご本人には決まったパートナーがおらず相手は不特定であり、アナルセックスの際にコンドームを使わないことが時々あることも事実です。つまり、今後も新しい出会いにより別のHPVに新規に感染する可能性があります。メリットは限定的ですが、ないとはいえません。

私　　「HPVワクチンは、尖圭コンジローマや肛門癌、中咽頭癌の予防に有効ですが、原則的には26歳までに接種を終えることが勧められているのです。HPVにはさまざまな型があって、あなたの年齢だとすでにいくつかのHPVに感染している可能性が高いです。そのため、たとえ9種類のHPVを予防できる最新のワクチンでも、あなたの年齢でどのくらいの予防効果が得られるかは、今のところはっきりとした情報がないのです。」

Lさん「じゃぁ打たないほうがいいということですか？今感染しているHPVを調べることはできないんですか？」

私　　「いえ、4価HPVワクチンは男性への適応がありますし、今後新たなHPVに感染することがあり得るので、打てれば打ったほうがいいです。でも、ワクチンはすでに感染しているHPVに対しては効果がないのです。男性でどんなHPVに感染しているかどうかを健康保険で調べる方法はありません。そうすると、費用との相談になります。」

Lさん「いくらですか？」

私　　「4価HPVワクチンは1本2万円くらい、男性にはまだ適応がない9価HPVワクチンは1本3万円くらいだから、3回打つと6万円以上。」

Lさん「やめます。」

3 性感染症ワクチンの課題

　これだけ説明したのに、費用面であっさりなかったことになりました（それ以降、最初にまず費用を説明するようになりました）。

　さて、若い方にこそ接種して頂きたいHPVワクチンですが、現在の費用体系ですと、接種を広めることは難しいといわざるを得ません。ちなみにA型・B型肝炎は、ゲイ・バイセクシュアル男性にとって身近な感染症であり、有効なワクチンがありますが、安価とはいえず、やはり保険適用はありません。HPVワクチンはコストの面で気軽にお勧めすることが難しいですが、私は日常診療の中で、A型・B型肝炎ワクチンは、すべてのゲイ・バイセクシュアル男性に接種を勧めています。多くの場合で断られますが、少なくともワクチンで予防できる性感染症があるという事実を知って頂くことが重要であり、そのオプションへのアクセスを閉ざすべきではないと考え、めげずに日々口を酸っぱくしながらお勧めする日々です。厚労省は、女子に対するHPVワクチンの積極的勧奨を2021年4月から再開すると通知しました。男子への定期接種が開始されることを願うのはもちろんですが、接種の機会を逃した若者にとって、費用面においてもHPVワクチンが受けやすくなることを願っています。

1) Meites E, et al: Human Papillomavirus Vaccination for Adults: Updated Recommendations of the Advisory Committee on Immunization Practices. MMWR 68:698-702, 2019.

2) National Health Service. Who should have the HPV vaccine? https://www.nhs.uk/conditions/vaccinations/who-should-have-hpv-cervical-cancer-cervarix-gardasil-vaccine/（2021年10月15日アクセス）

3) Park IU, et al: Human Papillomavirus and Genital Warts: A Review of the Evidence for the 2015 Centers for Disease Control and Prevention Sexually Transmitted Diseases Treatment Guidelines. Clin Infect Dis 61 Suppl 8 : S849-855, 2015.

4) McClung N, et al: Human papillomavirus vaccination coverage among men who have sex with men-National HIV Behavioral Surveillance, United States, 2017. Vaccine 38:7417-7421, 2020.

5) Yaegashi H, et al: Human papillomavirus prevalence in the anus and urine among HIV-infected Japanese men who have sex with men. J Infect Chemother 23: 621-626, 2017.

（井戸田　一朗）

男性におけるHPVワクチン

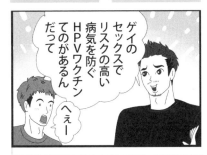

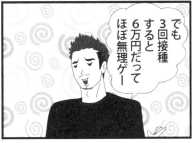

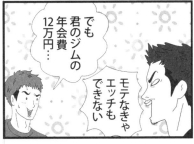

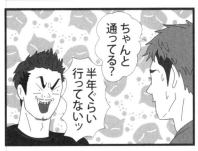

4 性的マイノリティの診療：

非感染症

性的マイノリティのための
医療機関の試み

この論文は、2010年に星和書店から出ている「精神科治療学」という精神科の専門誌に掲載されたものである。当院の開院は2007年10月だが、開院から最初の1年間の精神科受診患者の内訳を調べて、考察したものだ。産声をあげたばかりのしらかば診療所に、どんな患者さんが来てくれるのか、我々の意図したものになっているのか、あるいは提供しているものは患者さんのニーズに合っているのか。手探りで始めたばかりの我々が、少しでも実際のところを知りたいという、切実なニーズから書かれた文章である。調査の結果、「適応障害」の診断が一番多いとわかって、セクシュアル・マイノリティがさらされるストレスの多さを日々実感していた我々が、我が意を得たりと思ったことなど、若かった自分たちの、ちょっと前のめりな意気込みなど思い出されて、懐かしくもほろ苦く感じる。そのあたり、読み取っていただけると嬉しく思う。なお、本書掲載に際しては一部表現が変更されている。

1　はじめに

　多くの性的マイノリティが、医療者からの偏見を恐れ、医療機関の受診を躊躇していたり、また受診している場合でも、自らのセクシュアリティを治療者に明らかにしていない[1),2)]。性的マイノリティとは、「性指向」が必ずしも異性に向かわない人々、すなわち、ゲイ、レズビアン、バイセクシュアルの人々や、生後割り当てられた性別と「ジェンダー・アイデンティティ」とが一致せず自らの性別について違和感を抱く人々（TG：トランスジェンダー）や、性別について違和感を抱く人々の中でも身体的違和が著しくしばしばホルモン療法や外科

手術を望む人々（TS：トランスセクシュアル）のことを指す。「性指向」とは、性的欲求や恋愛感情がどのような性別の対象に向かうかという方向性のことをいい、「ジェンダー・アイデンティティ」とは、自らの性別を女性であると思うか男性であると思うかという、性別に関する自己の感覚、自己の認識のことをいう。AGP (Association of Gay Professionals in Counseling and Medical Allied Fields) は、ゲイ・レズビアンを医療やカウンセリングなどの面から支援することを目的とする専門家による任意団体であり、これまでに電話相談などの活動を行ってきた。しらかば診療所は、AGP の活動を通じて性的マイノリティの立場に立った医療サービスの必要性を痛感してきたメンバーの一部を中心とし、2007年10月３日に東京都新宿区に開院した。当院は性的マイノリティを主な対象としたクリニックであり、内科診療を中心とし、日によって各専門医による精神科、形成外科・皮膚科、眼科、婦人科診療を併診で実施し、また精神科医による診察の後、必要な場合には、臨床心理士による心理カウンセリングを提供している。内科ではエイズ拠点病院のサテライトとして外来 HIV 診療を行っているほか、HIV/STIs (sexual transmitted infections) 検査相談事業を行っている。各科による診療は予約制でプライバシーに配慮し、いずれも完全個室である二つの診察室と一つのカウンセリング・ルームで行われている。開院から2008年９月30日までに全科合わせて682名が受診し（自費診療を除く）、うち性的マイノリティは397名（58%）を占めた。この397名のうち当該期間に一度でも精神科・心理カウンセリングを利用した者は113名であった。

　今回、当院の精神科・心理カウンセリングを利用した性的マイノリティの背景を明らかにするために、この113名全員を対象とし、開院から2008年９月30日まで約１年間の受診・来談状況について診療録を分析検討し、若干の考察を加え報告する。

2　来院者の内訳とその分析

2-1　性別の内訳（表1）

　広報の対象が主にゲイ男性であるため、ゲイ男性の利用者が多く、性別とし
ては男性が8割近くを占める結果となっている。TS/TG 8名の内訳は、FTM
（Female to Male）が6名、MTF（Male to Female）が2名となっている。FTMとは生
物学的性別が女性、ジェンダー・アイデンティティが男性の人たちを指し、MTF
とはその反対、すなわち生物学的性別が男性、ジェンダー・アイデンティティ
が女性の人たちを指す。トランスジェンダーおよびトランスセクシュアルにつ
いては受診者が少ないため傾向はつかめないが、当院では現在のところFTMが
多い結果となっている。

■ 表1　性別の内訳

性	受診者数（%）
男性	89（79）
女性	16（14）
TS/TG*	8（7）
計	113（100）

* TS: transsexual　TG: transgender

2-2　セクシュアリティの内訳（表2）

　ヘテロセクシュアルとは、性的マイノリティではないという意味であるが、
ヘテロセクシュアルのほうが、むしろ「マイノリティ」になっているというの
が当院の特徴といえる。「ゲイ男性」のほかに「MSM（men who have sex with men）」
という項目を設けてあるが、これは男性と性行為を行う男性の性指向が「ゲイ」
なのか「バイセクシュアル」なのか特に確認していない場合があり、どちらか
判断のつかない人を「MSM」に分類したためである。

■ 表2 セクシュアリティの内訳

セクシュアリティ	受診者数 (%)
ゲイ	71 (63)
MSM*	4 (4)
レズビアン	8 (7)
FTM**	6 (5)
MTF***	2 (2)
ヘテロセクシュアル	17 (15)
不明	5 (4)
計	113 (100)

*MSM: men who have sex with men
**FTM: female to male transsexual/transgender
***MTF: male to female transsexual/transgenderr

2 - 3　年代別の内訳（表3）

　30歳代の受診者数が最も多く、65歳以上の受診者数はゼロであり、当院の特徴といえる。65歳以上の性的マイノリティの人も当然存在するはずであるが、そうした世代がなかなか当院にアクセスできない社会環境下にあることが予想され、世代的特徴を物語っていると思われる。また10代の受診者数が少ない点については、セクシュアル・アイデンティティがまだ確立されていないこと、あるいは性的マイノリティについての情報、知識の不足などの要因が考えられる。

■ 表3　年代別の内訳

年代	受診者数 (%)
15〜19歳	1（1）
20〜24歳	11（10）
25〜29歳	16（14）
30〜34歳	28（24）
35〜39歳	28（25）
40〜44歳	15（13）
45〜49歳	7（6）
50〜54歳	4（4）
55〜59歳	2（2）
60〜64歳	1（1）
計	113（100）

2-4　居住地域による内訳（表4）

　一診療所としては、通院圏はかなり広範囲にわたる。東京都内が多いが、都内でも広い範囲からの通院があった。「その他」の中には、甲信越地方、関西地方、東北地方や海外などがある。

■ 表4　居住地域による内訳

居住地域	受診者数 (%)
東京都23区	67（59）
東京都市部	17（15）
埼玉県	11（10）
神奈川県	9（8）
千葉県	4（4）
その他	5（4）
計	113（100）

2-5　来院経路の内訳（表5）

口コミ、インターネットによるものが多い。口コミから当院のホームページをみて来院する者、またホームページをみてさらに口コミで広がるといった傾向がある。当院他科からの紹介受診が比較的多いという点については、当院が精神面において非常にデリケートな扱いが必要となるHIV/STIs診療および検査相談事業を重視しているといった特徴や、日々診療後に各科の医師が集まってカンファレンスを行い、連携を密にしていることなどが関係していると思われる。また当院は、ホームページやパンフレットなどでは性的マイノリティといった言葉は用いず、あえて中立的な内容の情報にしているため、性的マイノリティとは関係のない近隣の住民の受診もある。

■ 表5　来院経路の内訳

来院経路	受診者数 (%)
口コミ	32 (29)
インターネット	23 (20)
院内他科	14 (12)
他院からの紹介	10 (9)
近隣	9 (8)
ゲイ雑誌	9 (8)
他のLGBT社会資源	7 (6)
バー	1 (1)
不明	8 (7)
計	113 (100)

LGBT: Lesbian, Gay, Bisexual, Transgender

2-6　ICD-10診断名による内訳（図1、表6）

16例に、合併する他の精神障害が存在しており、表6にその重複診断の内訳を示した。結果としてはF4が最も多くなっている。F6にはパーソナリティ障害のほかに、性同一性障害の診断も含まれ、9名中6名がGID（gender identity disorder）関連の診断になっている。なお、同性愛という性指向を有するのみで

は精神障害と診断されない。F8の5名はすべて広汎性発達障害である。F1の
「物質関連障害」やF2の「統合失調症（およびその関連疾患）」は、それぞれ5名
のみであった。

■ 図1 ICD-10診断名による内訳

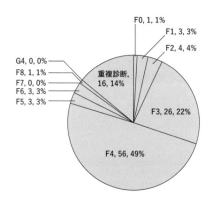

■ F0(症状性を含む器質性精神障害)
■ F1(精神作用物質による精神および
　　行動の障害)
■ F2(統合失調症、統合失調型障害お
　　よび妄想性障害)
■ F3(気分障害)
■ F4(神経症性障害、ストレス関連障
　　害および身体表現性障害)
■ F5(生理的障害および身体的要因に
　　関連した行動症候群)
■ F6(成人のパーソナリティおよび行
　　動の障害)
■ F7(知的障害)
■ F8(心理的発達の障害)
■ G4(てんかん)
■ 重複診断

■ 表6 重複診断の内訳

年代	受診者数（人）
F1＋F4	1
F1＋F8	1
F2＋F8	1
F3＋F4	1
F4＋F4	2
F4＋F6	6
F4＋F7	1
F4＋F8	2
F4＋G4	1
計	16

F1：精神作用物質による精神および行動の障害、F2：
統合失調症、統合失調型障害および妄想性障害、
F3：気分障害、F4：神経症性障害、ストレス関連障害
および身体表現性障害、F6：成人のパーソナリティおよ
び行動の障害、F7：知的障害、F8：心理的発達の障
害、G4：てんかん

　一般の精神科クリニックの受診状況は、約30%が神経症圏、約30%がうつ病圏、10〜20%が統合失調症圏といった内訳であり[3),4)]、F4すなわち神経症圏が約50%と半数を占めているのは、当院の特徴である（F4を含む重複診断も含めればさらに過半数を占めている）。

　今回の集計では診断名による分類を主に行ったが、今後は主訴による分類も行い、より細やかな受診者の傾向やニーズを把握したいと考えている。

　51%、すなわち約半数が「適応障害」という診断名である。「適応障害」のストレス因については、失恋やパートナーとの問題、仕事の問題、職場での人間関係などが多くみられた。セクシュアリティを周囲にカミングアウトしていない人が多く、周囲に相談できないケースも目立った。今回精神科を受診した113名のうち、HIV陽性者は、我々が把握できている範囲では15名であったが、意外にも、HIVに関する問題が直接のストレス要因となることは少ない印象であった。「適応障害」という診断が多くを占める結果となった理由としては、一般の精神科クリニックでは話題に上がりにくいセクシュアリティの問題やそれにまつわる悩みなどが、当院では性的マイノリティであるということが前提となって、状況因優位で診察が進むためという点が考えられる。すなわち、現症だけではF3の診断になっていたものが、性的マイノリティという背景をふまえて診察すると、F4の中でも「適応障害」という診断になりやすいという傾向があり、それが本来の正しい診断となる可能性が示唆された。しかしながら、我々による一種のバイアスにもなる可能性も否定できない。参考までに、Fenway Community Healthがあげている、レズビアン、ゲイ、バイセクシュアル患者を評価する場合に得ておくべき心理的、社会的、生物学的な項目を示す[5)]（表8）。

■ 表 7 ICD-10 F 4 のさらに詳細な内訳（重複診断を含む延べ数）

診断名	人数
適応障害	36
混合性不安抑うつ障害	12
不安障害・特定不能のもの	6
パニック障害	6
身体表現性障害	2
全般性不安障害	2
急性ストレス反応	2
解離性障害	2
社会恐怖	1
個別的恐怖症	1
転換性障害	1
強迫性障害	1

＊F 4 の診断を有していた者は70名であったが、うち 2 名が 2 種類のF 4 診断を有していたため、人数の合計は72名となる。

■ 表 8 Fenway Community Health によるLGB＊患者の評価に関する心理的、社会的、生物学的要因

Psychological Factors	Sociological Factors	Biological Factors
▶ Negative life stress	▶ Lack of social supports or events	▶ Exercise and other physical activity
▶ Coping techniques-how　one deals with stress	▶ Stigmatization	▶ HIV status
▶ Loneliness	▶ Community alienation	▶ History of suicide attempt
▶ Personal identification as LGB	▶ Presence of a significant other or ability to find one if desired	▶ Medical illness
▶ History of abuse,neglect,abandonment,or rejection	▶ Barriers to social supports	▶ Alcohol/Drug use or abuse
▶ History of suicidal ideation		
▶ "out" status (public awareness of homosexual behavior)		

＊ LGB: Lesbian, Gay and Bisexual

3　考察

　多くの性的マイノリティが、医療者からの偏見を受けることを恐れ、受診を躊躇したり、受診していても治療者にカミングアウトしない傾向があることが

指摘されている。このため問題の本質を相談できないばかりか、医療機関から遠ざかってしまう場合も少なくないと考えられる。そのような中、当院のような「性的マイノリティに理解のある診療所」へのニーズが存在し、受診者数は増え続けている。開院後1年間のデータにおいて、受診者は適応障害を呈することが多かった。「適応障害」のストレス因については、失恋やパートナーとの問題、仕事の問題、職場での人間関係などが多く、性的マイノリティならではの問題というよりは、ごく普通に社会生活を送る中で生じる問題について思い悩む印象が強かった。しかしその背景には、パートナーが同性であるという理由から、結婚や家庭を持つといった、異性であれば築ける当たり前のものが得られないこと、カミングアウトしていないために悩みを周囲に相談できないこと、またカミングアウトの有無にかかわらず、マイノリティであるという自身の負の意識から、一般社会での対人葛藤・進路葛藤などを感じやすくなっている傾向が潜んでいる可能性がある。医療者に偏見がないことが伝われば、受診に二の足を踏んでいた性的マイノリティが医療機関を受診する可能性も示唆されている[2]。今後は一般の医療機関でも、性的マイノリティが受診しやすいと思える治療環境を整え提供してくことが必要である。治療者の抱く先入観や偏見によって、同性愛者のクライエントに対して、有効な治療が提供できなくなる可能性が示されている[6]。社会にある先入観や偏見を自らの価値観として知らぬ間に内面化していることに、治療者自身が自覚的になることが必要とされる。目の前にいる受診者が性的マイノリティかもしれないという可能性に常に配慮すべきである。女性パートナーとの関係性を主訴に来院したレズビアン女性が、カウンセラーから「彼氏との関係の問題ですか」と質問され、言葉を失うことが実際起こっている。性別に関しては中立的な言葉づかいを選ぶことも有効であろう。一般社会の認識が深まり、性的マイノリティに対する偏見が一掃されることを望んでやまない。

 文献

1）　Clark ME, et al: The GLBT Health Access Project: a state-funded effort to improve access to care. Am J Public Health 91: 895-896, 2001.
2）　平田俊明：同性愛者へのサポートを考えるキーワード - 医療とホモフォビア. 藤井ひ

ろみ, 桂木祥子, はたちさこほか編：医療・看護スタッフのためのLGBTIサポートブック. メディカ出版, 大阪, pp18-29, メディカ出版 2007.

3） 星島一太、榎本稔：特集　精神科クリニックは今　精神科クリニックのかかえる問題. 精神科 6 : 128-134, 2005.

4） 前久保邦昭、鍵本伸明ほか：特集　総合病院精神科・精神科クリニックの現状と将来　精神科クリニックの現状と問題点. 臨床精神医学35: 491-498, 2006.

5.） Ruble MW, Forstein M. Mental Health: Epidemiology, Assessment, and Treatment. In: Makadon HJ, et al. (ed.), Fenway Guide to Lesbian, Gay, Bisexual, and Transgender Health. pp187-208, Amer College Physicians, 2008.

6） 品川由佳：男性同性愛者に対するカウンセラーのクリニカル・バイアスとジェンダー関連要因との関係：実験法によるカウンセラー反応の検討. 広島大学大学院教育学研究科紀要 第三部 教育人間科学関連領域 55: 297-306, 2007.

本章は、

興津裕美他：セクシュアル・マイノリティのための医療機関の試み. 精神科治療学 25: 401-406, 2010.

の再録です。

（林 直樹）

曙橋の小さな精神科診察室 ―LGBTQのさまざまな心の風景―

しらかば診療所のある曙橋のあたりは、地形マニアにはたまらないだろう。市ヶ谷台地の南端が、靖国通りを流れていた川に落ち込むところに曙橋の駅はあり、それを越えるとまた四谷3丁目に向かって坂を上がっていく。その先、昔花街であったという荒木町には、地形マニア垂涎の津の森弁財天のある有名窪地と池がある。診療所のある場所も、市ヶ谷台地が曙橋商店街を流れていた川に削られて、崖になった場所のすぐそばで、台地に上がる階段（念仏坂という趣深い名前）の脇にある。注意しないと見逃しそうな場所である。でも私はわりと地形も好きなので、この場所が気に入っている。

診療所がここに決まるまで、実は紆余曲折あったのだが、それは別の話として、2007年にここに開院して15年近く、基本的には同じようなスタイルでやってきている。精神科の看板を掲げているが、実際に開いている時間はそう多くない。現在は4人の非常勤医と2人の心理士（心理師）が、それぞれ週に半日程度の枠を持ちながら、まさにひっそりとやっているというのがしらかばの精神科である。デイケアもないし、訪問診療もない。ささやかこの上ない精神科診察室からこの十数年の間にみえた臨床の風景をいくつか提示して、それに関連して考えることを書いてみたい。ただここで出てくる例は、私がしらかばやそれ以外で経験したケースをもとに創作した、いわば「架空のケース」であることはくれぐれもお断りしておきたい。

ケース：Aさん

　Aさんは高校2年生。ご両親と一緒に受診した。実は最近遺書を書いて、風邪薬を大量に飲んで病院に運ばれたばかり。身体は事なきを得たが、遺書で、実は自分がゲイであること、この先生きていく希望がなくなったので死ぬと書いてあったので、両親が心配して連れてこられた。

　同じ仲良しグループの友達を好きになってしまい、ずっと悩んだ結果2人になったときに告白したのだが、「信じられない、気持ち悪い」と断られたのだという。ゲイであることはこれまで家族にもいっていなかったので、事実を知った両親は最初は動転したようだが、診察時には冷静に本人を受け止めようとされているようだった。「自分が産んだ子ですから、なんだって受け止められます」というお母さんの言葉が印象的。仲良しを好きになって断られるのは一番辛いことだったねえ、でもきっと大丈夫だよと伝えて、この時は最初から私も自分がゲイであることも伝えて（目を伏せていた彼がその時はっと目を上げた）、今後も会っていきましょうと約束をした。

　その後決してまっすぐに治療は進んだわけではなかったが、心理師の助けも大いに借りて、今は本人も安定して、もとの高校は退学して、通信制高校で勉強を続けている。若い世代のLGBTQが集まるグループにも参加して、同世代の友人もできているようである。

　このように思春期から高校生の頃、LGBTQの多くは自分のセクシュアリティやその揺らぎを自覚するのだろうが、この時なかなか周囲に相談できる人はいない。不登校、ひきこもり、自傷などで問題を抱えていることがわかっても、その理由まで大人はわからない。一方で現在はSNSなどでいろいろな情報は入ってくるので、本人は同じような立場の若年者とつながれる一方で、大人の性犯罪の被害にあう可能性もある。最初のクライシスと言え、周囲のさまざまな配慮が必要な時期である。

ケース：Bさん

　Bさんは28歳、男性。関西のある県の出身。大学から東京に出てきて現在は

私立高校の教師として勤務。若手のホープ的存在。研究発表や出張での研修に忙しい。Bさんのセクシュアリティはゲイ。大学時代から、ハッテン場などには通う。付き合っている相手は以前はいたが、今はいないらしい。一方で実家の両親は、結婚はまだかとしばしばいってくる。将来的に地元に戻ってくることを期待していることもほのめかす。このためBさんにはときどきの帰省が重荷になってきている。

　そんなBさんは、ある時期から朝起きれなくなり、仕事を遅刻、休むことがしばしば。食欲もなく、気力も低下。終日横になって過ごす。数日するとまた動けるようになり、仕事に行くが、しばらくすると同様の状態に。このため知人の紹介でしらかば診療所を受診。うつ状態の診断で、抗うつ剤などを処方した。

　この時期のLGBTQ、特にゲイは、ゲイとして活発に交友関係や性的な関係を広げていくが、一方では仕事や社会的な責任が増大、また家族からの結婚などの圧力などを受けて、大きなジレンマに立たされることになる。仕事面では、上司の期待に応えようと、時に過剰適応のような働きぶり、オーバーワーク気味に。もともと自己評価や自尊感情が低いというのが背景にあるので、周囲の期待に応えることで、それを埋め合わそうとするのだろう。こうして消耗するようにして、うつ状態となる人もよくある。第二のクライシスである。

ケース：Cさん

　次のCさんは43歳の女性。これまで女性に興味が向くことは気付いていたが、介護士として数年ごとに職場を移りながら、基本的には忙しく、あるいはやや周囲の目を気にして生活をしてきたため、実際の行動はほとんど起こさず。しかし42歳で子宮癌を患ったことをきっかけに、自分の人生の意味などを考えるようになり、抑うつ状態を呈して、診療所を初診となった。

　このようにLGBTQの人の中には、1ヶ所の職場に長くいないというか、半年や1年ほどで職場を転々とする、また正規雇用の機会があっても就かずに、アルバイトで転々とする人などをときにみかける。職場で個人的な関係ができて、

プライベートなことを聞かれるのに抵抗があるのであろう、そのようなスタイルを続けている人がいる。

　しかしCさんは病気になることで、あらためて自分の人生と向き合うことになり、いわば「実存的抑うつ」という状態を呈していた。こういうCさんとは、まずは本人のセクシュアリティを確認する作業を一緒に行い、Cさんがレズビアンといえる人であることを確かめたうえで、今後どのように生きていきたいのか、そのためにどんなリソースを使えばよいかなどを話し合い、具体的なイメージをふくらませていった。またやや過剰に周囲を気にする傾向に対して、認知行動療法的なアプローチを外来で行い、自分の考え方やとらわれなどに気付き、もう少しゆるやかに自分の心が眺められるようになる援助をしている。

　LGBTQは中年期のアイデンティティを持ちにくい人たちが多い。子どもは基本的におらず、親から子への力関係の移行が目にみえず、一方で「若さ」というものにLGBTQ自身もこだわってしまう（特にゲイで多いが）。そのためあるとき身体の病気などをきっかけに、自分が人生の折り返し地点を越えたことにはたと気付いて、動揺する。人生の意味を考えてしまう。近年中年期は、セクシュアリティにかかわらずわかりにくくなっている気もするが、LGBTQでは特に顕著である。

ケース：再びBさん

　ところで話は戻るが先ほどのBさん、しばらく外来に通っていたが、ある時を境にぱたっと外来に来なくなった。どうしたかと電話をかけてみたが、つながらない。これは大丈夫かなあ、万一のことがあったのではと一時は心配したが、その後4ヵ月ほどして、ひょっこり本人が現れた。

　実はBさん、覚醒剤使用が見つかって、逮捕、拘留されていたという。その後執行猶予付きの判決が降りて、釈放されたのだという。現在は関西の実家で生活、これを機にゲイであることも伝えて、しかしあまりの状況の変化にまだ親はついて来れず、実家は緊迫した状態だという。まだテレビで覚醒剤の話をするとそれだけで使用時の感覚がフラッシュバックしてくると話し、実家でひきこもりがちの生活を送っているのだという。しかしどうにかその後のことを

報告したくて今日は来たのだと話す。そういうBさんを遠く離れた診療所でケアしていくことは難しいので、実家に近い依存症治療専門の病院と、日本ダルク（薬物依存症専門のリハビリ施設）を探して紹介、そこに通ってもらうことにした。

　LGBTQはさまざまな生きづらさを抱えているが（生きづらさの詳細については、本書の中の著者の別稿を参照されたい）、ストレスの多い日々の中で、相手をみつけてセックスをするときというのは、特にゲイにとっては、等身大の自分になれると感じる時間かもしれない。だからこそセックスにはのめり込みやすい。またそれに役立つ（ように感じる）薬物にものめり込みやすい。性依存や薬物依存の問題は、LGBTQ、特にゲイで見逃せない問題だが、一方で「生きづらさ」を一時でも忘れさせてくれるセックスや薬物は、「生きにくさを抱えた人の孤独な自己治療」（成瀬）の一面もある。だからこそ、従来のような「ダメ、ぜったい」の厳罰主義でなく、ハームリダクションの考え方（処罰より支援を、より安全な薬物の使い方、「脱犯罪化」）を取ることの必要性があるのだろう。依存症はいつでもLGBTQの隣にある。

ケース：Dさん

　次はDさん、27歳、もともとの性別は女性。女性のパートナーと数年前から生活。双方の家族には詳しいことは話しておらず、ほとんど連絡もとっていない。本人はもともとエンジニアとしてIT関係の職場で働いていたが、職場での人間関係がうまく行かず、ハラスメントまがいの目に遭い、退職を余儀なくされた後から不安定に。

　イライラして、パートナーに当たり、しばしば暴力も出現。警察沙汰になったこともある。抑えられない怒りや暴力を主訴に、パートナーに連れられて診療所を初診。その後も発作的な怒りと暴力で、短期間精神科病院に入院する必要もあったが、それらの過程で幼少時から存在する自身の身体への強い違和感を語るようになる。兄弟からの性被害も過去にはあったと。これにパートナーも理解を見せ、別の「性別違和」に詳しいクリニックも受診して、あらためて「性別違和（性同一性障害）」と診断。そのうえで乳房切除術、ホルモン療法を開

始。声も含めてやや男性よりになったところで、幸い本人のセクシュアリティ
も含めて受け入れ対応してくれるIT関係の職場が見つかり、就職。現在はパー
トナーとの安定した生活を続けている。本人は今のところこれ以上の外科的治
療は望んでいない。

　LGBTQのカップルは、2人の関係を周囲にオープンにしていないことが多
く、お互いの身内ともつながりが薄いことが多い。こういう閉鎖的な関係は、
いわゆる「共依存」の関係に陥りやすく、そこには暴力が生まれやすい。一方
が心身の調子を崩す、あるいは経済的な格差があるなど非対称な関係になると、
なおさらそれが顕著になりやすい。またDさんは治療の過程で、「性別違和」の
強い人であることが明らかになったが、Dさんの自身のセクシュアリティの受
け止め方や、途中で判明した性被害とセクシュアリティの関連の有無など、い
ろいろとこちらも学ぶ点の多いケースであった。

ケース：Eさん

　最後にもう一つ、これはかかわった時間は短かったが印象的だったケース、E
さん。Eさんは30歳の自閉症スペクトラムの男性。軽度の知的障害もある。親
との関係はあまりよくなく、現在はグループホームで生活。作業所に通ってい
る。最初に現れたEさんは、ラメ入りのピンクのワンピースに、ピンクのキテ
ィちゃんのポーチ。脚にはタイツをはいて、髪は髪留めで止めてある。その姿
で颯爽と現れたEさん、「自分は女かもしれないと思って。女だったら手術を受
けたほうがいいのではと思ったので」診療所を調べてきたと。ある時、自分が
男性のほうを好きになっていることに気付いて、だったら自分は女性ではない
かと思ったらしい。プライベートでは女性の格好で出かけるが、作業所に行く
時は、白のシャツで行くのだと。その辺を不思議がって伝えても、本人はあま
り意に介さない様子。何度か来てもらったあとで、本人もしらかばではらちが
あかないと思ったのか、他の「性同一性障害」の専門の医療機関への転院を希
望して、終了となった。

　自身が男性のことが好きだということに気付いて、だったら自分は女性では
というやや短絡的な判断で、自身の思う女性的な格好をして、颯爽とやってき
たＥさん。自閉症の人などにはこのほかにも、例えば思春期になり自身の身体
の変化に敏感になり、性自認が混乱する人もあるという。でも自分は女性だと
いい切って、やや奇抜な格好も物ともせず、颯爽とやってきたＥさんは、ちょ
っとかっこよかったなあと、会わなくなった今でもときどき思い出す。

　ほかにも思い出せばあんなケースもこんなケースもあったなと頭に浮かんで
くる。小さな診察室だが、LGBTQという言葉だけでは括れない、さまざまな人
たちのさまざまな場面での人生の風景をみる思いがする。いろいろな生きづら
さを抱えながら、それでも懸命に生きている人たちに、敬意と愛おしさを感じ
ている。そんな人たちに少しは役に立つことができただろうかと自問しながら。

文献
成瀬暢也：誰にでもできる薬物依存症の診かた.中外医学社,2017.
田宮聡：ケースで学ぶ自閉症スペクトラム障害と性ガイダンス.みすず書房,2019.

（林　直樹）

トランスジェンダーへのホルモン療法

1 ある日、診察室で。

　症例は、40代の男性から女性へのトランスジェンダー（male to female [MtF] トランスジェンダー）のOさん。

　Oさんは、10年前、当時の「性同一性障害に関する診断と治療のガイドライン[1]」に基づき、当院精神科で性同一性障害の診断を行い、外部識者を含めた医療チームによる判定会議を経て、当院内科と皮膚科での身体的性別の判定および、ホルモン療法適応の判断をしました。同じ年にタイに渡航され、性別適合手術を受けて、戸籍変更が終わり、女性として活躍されています。以降、当院でエストロゲンの持続性筋注製剤を投与中です。とても快活で、ご自分で進んで課題を解決されようと努力するタイプの方です。
　もともとぽっちゃりした体型でしたが、定期検査において、次第に高脂血症や高血糖が目立つようになってきました。

　なお、国際疾病分類(ICD-11) では、性同一性障害(Gender Identity Disorder) は、性別不合(Gender Incongruence) に変更され、「精神及び行動の障害」から「性の健康に関連する状態」に分類されます。ICD-11は2022年1月1日より発効します。本稿では、性同一性障害を用いさせて頂きます。

　その日は2週間に一度の、ホルモン療法の日。
私　　「Oさん、先日の定期検査の採血で、年齢や体重増加のことがあったの

で糖尿病の検査をしたところ、HbA1cという数値が11.5%であり、糖尿病を発症したことが分かりました。まずは糖尿病専門医にご相談されることをお勧めします。」

Oさん「先生、痩せます！もうちょっとだけ頑張らせてください。」

私　「Oさん、この3年間、いろいろと頑張られて来られたお姿を拝見してきましたが、今の状況ですと、糖尿病が原因で急に具合が悪くなる可能性があります。ここで判断を先延ばしにするのではなく、どうしたらよい方向に行けるか、一旦専門家と一緒に考えてみませんか？」

　Oさんは、総合病院の糖尿病内科に受診されることを決められ、紹介状を持って受診されました。教育入院を勧められましたが、仕事の都合でできないと断られました。しかし、インスリンが導入された後、経過が良好で内服薬に切り替わり、現在も総合病院に通院しながら、当院でのホルモン療法も続けられています。女性化ホルモン療法の長期的副作用として、40歳以上では静脈血栓塞栓症、心血管疾患や糖尿病のリスクが高まるため、本症例においては、経皮エストロゲン製剤への切り替えを検討することにしました。

　患者さんが受診した総合病院は、さまざまなセクシュアリティのHIV患者さんが多く通院されています。トランスジェンダーの患者さんも問題なく受け入れて下さり、プロフェッショナルに対応して下さったことに感謝しております。

2　ホルモン補充療法のハードル

　さて、トランスジェンダーへのホルモン療法は、MtFトランスジェンダーの場合、エストロゲン製剤（筋注、経皮）、FtMトランスジェンダーの場合、テストステロン製剤（筋注）が用いられます（海外のガイドライン[2,3]では、MtFトランスジェンダーに対して、抗アンドロゲン作用を持つスピロノラクトンの内服の併用が勧められていますが、本症例では、性別適合手術の際に精巣摘出されているため、使用していません）。原則としてすべて適応外使用で、保険適用はありません。米国内分泌学会による、ホルモン製剤の種類や投与量を表1に示します。フォローアップの詳細は他文献に譲りますが、トランスジェンダーに対するホルモン療法やフォローアップは、一般的な診療所で可能な範囲であると

いえます。

■ 表1 トランスジェンダーにおけるホルモン療法の用法

MtFトランスジェンダー	
◆ エストロゲン製剤	
1．経口	
エストラジオール	2.0〜6.0 mg/ 日 内服
2．経皮	
エストラジオール テープ	0.025〜0.2 mg/ 日 （3〜5日ごとに交換）
3．注射	
エストラジオール吉草酸	5〜30 mg 筋注 2 週間ごと もしくは 2〜10mg 筋注 毎週
◆ 抗アンドロゲン製剤	
スピロノラクトン	100〜300mg/ 日 内服

FtMトランスジェンダー	
テストステロンエナント酸	100〜200mg 筋注 2 週間ごと もしくは
	50〜100mg 筋注 毎週

（文献2より著者作成）
＊すべて適応外使用であり、保険適用はない

　少なくないトランスジェンダーの方々は、ガイドラインに基づく医療を経ることなく、またガイドラインが作成される以前の当事者がそうであったように、インターネットなどを通して、ホルモン製剤を購入され自分で投与したり、自費診療に特化したクリニックなどでホルモン療法を受けています。ガイドラインが存在するのは、性別違和の原因として、統合失調症や性染色体異常による性分化疾患等を除外するのみならず、当事者の安全な性別移行を支援するためです。しかし、そうした手続きを煩わしく思う気持ちも、十分理解できます。
　当院が開院したばかりの頃、このような症例を経験しました。

　患者さんは、FtMトランスジェンダーの40代のMさん。お仕事は建設業務労働。経済的困窮を理由にご本人が役所に相談された際、相談の過程でご本人がトランスジェンダーであり、ホルモン療法を受けたこともあるが、経済的に困

窮し続けられないこと、アルコールによる肝機能障害があることが分かり、役所の担当者から当院への受診を勧められ、来院されました。

私　　「こんにちは。今日はどうされましたか？」

Ｎさん「役所から行けっていわれたから来たんだけど、ホルモン打ってくれない？」

私　　「そうですか。当院でのホルモン療法を開始するには、手続きがあって、精神科を受診してしばらく通院して頂く必要があるのです。」

Ｎさん「はぁ？すぐやれないの？」

私　　「はい、申し訳ありません。」

Ｎさん「（しばらくの沈黙の後）バカ野郎！」

　吐き捨てるように言葉を投げつけ、そのまま診察室と診療所からバン！と出て行かれました。啞然としながら診察室に取り残された私。

　2009年に名古屋で開かれた第23回日本エイズ学会学術集会・総会に、Barry Zevin 先生という方が、講演のために招聘されていました。米国サンフランシスコ保健局が運営する Tom Waddell Health Center という診療所の臨床医で、トランスジェンダーの健康にかかわって来られた方です。

　東京に寄られた Zevin 先生を学会参加者で囲む機会があり、その際Ｎさんのエピソードを話したころ、転げるほど大笑いして喜ばれ、「そうそう、僕もそんなのしょっちゅうだよ！これから君のクリニックをみに行ってもいい？」と、急遽当院を見学にお越しになった上、「難しいケースはあるけれど、できることをやって行けばいいよ」と励まされました。

　「性同一性障害に関する診断と治療のガイドライン」は、第４版に改訂され、診断の手続きや精神的サポートを省略することはできないが、身体的治療はどのような治療をどのような順番で受けるかを自己決定することができる、とされています。Ｍさんのように、医療につながる前に、すでにホルモン療法を何らかの形で受けたことがある当事者は少なくありません。後出しじゃんけんですが、今の私なら、もっとご本人のお話をよく伺い、ご本人の優先されるニーズがホルモン治療であれば、それを提供しつつ状態を評価し、ご本人が必要と

する医療を柔軟に計画したことでしょう。たとえ同じ結果になったとしても。

3　ホルモン補充療法はどこで行うべきか

　対照的な二つの症例をご紹介しましたが、読者の方々に、いきなり性同一性障害の診断やホルモン治療を期待しているわけではありません。それらの医療は、ジェンダー外来のある大学病院などにご相談頂ければと思います。

　私が伝えたいことは、トランスジェンダー当事者にとって、ホルモン療法は優先度が高い治療であることを尊重頂いたうえで、Oさんのように、トランスジェンダーの患者さんが受診された際に、読者の方々が得意とされる分野の医療を粛々と提供して頂ければ十分である、ということです。ホルモン製剤の中には、他剤との併用が問題となることがあり、長期使用に伴う副作用が存在する点には注意が必要（表2）ですが、そうした視点は他疾患と変わりありません。入院治療が必要となった際は、可能であれば個室がよいかもしれませんが、ご本人と相談のうえ、施設ごとの判断で対応頂ければと思います。

■ 表2 ホルモン療法による長期的副作用

リスクレベル	女性化ホルモン療法	男性化ホルモン療法
増大する可能性の高いリスク	静脈血栓塞栓症[a]	多血症
	胆石	体重増加
	肝酵素上昇	ざ瘡
	体重増加	アンドロゲン性脱毛症
	高トリグリセライド血症	睡眠時無呼吸
追加リスク因子がある場合、増大する可能性の高いリスク[b]	心血管疾患	
増大する可能性があるリスク	高血圧症	肝酵素上昇
	高プロラクチン血症	脂質異常症
追加リスク因子がある場合、増大する可能性があるリスク[b]	2型糖尿病[a]	特定の精神障害の不安定化[c]
		心血管疾患
		高血圧症
		2型糖尿病
リスクの増大がない、もしくは結論が出ていない	乳癌	骨密度低下

乳癌、子宮頚癌、卵巣癌、子宮体癌

（文献 3 より作成）
太字は臨床的に重要
a. 経口エストロゲン製剤は、経皮エストロゲン製剤よりもリスクを高める。
b. 追加リスク要因：年齢など
c. 双極性障害、統合失調感情障害、および躁病や精神病症状を含むその他の障害を含む。高用量のテストステロンまたは高い血中濃度が関連しているかもしれない。

1　日本精神神経学会 性同一性障害に関する委員会：性同一性障害に関する診断と治療のガイドライン（第 4 版改）. https://www.jspn.or.jp/uploads/uploads/files/activity/gid_guideline_no 4 _20180120.pdf（2021年11月 4 日アクセス）

2　Hembree WC, et al: Endocrine Treatment of Gender-Dysphoric/Gender-Incongruent Persons: An Endocrine Society Clinical Practice Guideline. J Clin Endocrinol Metab 102: 3869-3903, 2017.

3　Asia Pacific Transgender Network. Blueprint for the Provision of Comprehensive Care For Trans People.

4　https://weareaptn.org/resource/blueprint-for-the-provision-of-comprehensive-care-for-trans-people/（2021年11月 4 日アクセス）

（井戸田 一朗）

お尻は多くを語ってくれる

1　ある日、診察室で。

　症例は、40代のゲイ男性のHIV陽性者Rさん。HIVの治療経過は良好ですが、性的に活動的で、過去に梅毒、肛門尖圭コンジローマ、淋菌性直腸炎の罹患歴があります。

　定期診察で受診され、そろそろ診察を終える時間になったところで。
私「　じゃあほかに何か気になることはありますか？」
Rさん「実は、1ヵ月前からなんかケツにできものができている気がして、もしかしたらコンジローマがまたできたんじゃないかと」
私　「（もっと早くいって欲しかった）そうですか、それではお尻の診察をさせて下さい。」

　ベッドに左側臥位で寝てもらい、お尻を出してもらいます。

私　「痛みや出血はありますか？」
Rさん「ありません。」
私　「最後にアナルセックスの受けをしたのはいつ頃ですか？コンドームは使いました？それとも生？」
Rさん「ちょうど1ヵ月くらい前に生でしました…そのせいなんじゃないかと心配で。」

　肛門表面を診察します。複数回の肛門周囲膿瘍の切開および痔瘻の手術により、肛門表面のひきつれと色調の変化が特徴的で、あ、この人だったね、とこれまでの治療歴が頭の中にずらりと並んで思い出されました。この人、肛門周囲膿瘍の切開の時に大変だったな、その後痔瘻の手術を受けてやっと治って、その後淋菌性直腸炎にかかったっけ... などと思い出しながら診察を続けたところ、6時の方向に、皮垂と思われる3 mmほどの隆起性病変を認めましたが、尖圭コンジローマの再発は認めませんでした。

私　　「(皮垂をつまみながら) もしかして、コレのこと？」
Rさん「はい、そこです。」
私　　「これはいぼ痔や切れ痔の後にできる、皮膚のたるみで、放っておいてもいいけど、気になるなら皮膚科に相談してみてください。アナルセックスは関係ないし、心配ないですよ。」
Rさん「あーよかった、またなんかもらっちゃったのかと思った。先生、安心した、ありがとう！」
私　　「でもね、生で受けをすると、また淋病や別のパピローマウイルスをもらっちゃうことがあるよ。逆に相手にうつすこともあるし。」
Rさん「は、はい、分かっちゃいるんですけど、なかなかその場になるといい出せなくて...。」

　お尻の診察は、セーファー・セックスの大切さを思い出して頂き、議論をするきっかけになります。セーファー・セックスについての議論は、p.58「直腸炎とセックス—問診・診察編—」をご参照下さい。

2　肛門の診察

　私自身は内科医で、肛門疾患についての正式なトレーニングを受けていませんが、ゲイ・バイセクシュアル男性を診療するうえで、肛門の症状に対応することが増え、大腸肛門病専門医と連携しながら、自然と多くの肛門の診察に携わることになりました。

　肛門は、人によってその表情が実にさまざまです。本症例のように、いつも
なら何気なく終わる診察において、肛門を診察することで、その患者の治療歴
を思い出し、ライフスタイルを垣間みることがあります。肛門の状態を観察し
続けることで、患者の顔やフラットな電子カルテの内容をみるよりも豊富で生
きた情報を思い出し、多くのことを語りかけられることがあります。

　さて、ゲイ・バイセクシュアル男性のすべてがアナルセックスを行う訳では
ありませんが、その頻度は異性愛者よりは多く身近と言えます。本章では、ア
ナルセックスがかかわる直腸肛門疾患を中心に、肛門の健康について解説しま
す。

3　アナルセックスが関わる直腸肛門疾患

3-1　性感染症

　さまざまな性感染症が直腸肛門に感染することがあり、梅毒、淋菌およびク
ラミジア感染症による直腸炎、human papillomavirus (HPV) による尖圭コンジロー
マ、単純ヘルペスがあげられます。性感染症が疑われた際、肛門の診断を行う
ことで、診断の手がかりが得られるほか、同時感染が稀ではない他の性感染症
を見逃す機会が減ることもあります（p.81「梅毒の性器外病変」、p.58「直腸炎とセッ
クス―問診・診察編―」参照）。

3-2　裂肛

　私たちの経験では、アナルセックスによる深刻な裂肛に遭遇したことはあり
ません。文献[1]によれば、アナルセックスにより生じる裂肛の多くは軽度であ
り、治療は、緩下剤による便通コントロールや温坐浴、改善するまでアナルセ
ックスや浣腸を控えるといった保存的治療です。鑑別疾患として、梅毒による
病変（「梅毒の性器外病変」参照）やクローン病があげられます。手や拳を肛門に

挿入する行為（いわゆるフィストファック）により生じることがあります。慢性化した場合や、程度によって専門医への紹介が必要となります。

3-3　直腸異物

　自慰の際やセックスにおいて、肛門から異物が挿入され抜去不可能となった状態です。ゲイ・バイセクシュアル男性に限らずみられます。全身麻酔と開腹の準備をしたうえで、腰椎麻酔下で経肛門的摘出を試みるのが標準的なアプローチです[2]患者の羞恥心はいかほどのものかと思われますが、緊急事態であり、外科への速やかな紹介が必要となります。

3-4　肛門癌

　HIV治療が進歩し、HIV陽性者の生命予後は大きく改善されましたが、海外の先進国を中心に、HIV陽性者においてHPVに関連した肛門管扁平上皮癌の増加がみられています。2012年の海外でのメタ解析では、年間罹患率はHIV陽性者10万人あたり45.9人と推定されています[3]。ちなみに、同じくほとんどがHPVを原因とする日本人女性の子宮頸癌の年間罹患率（2018年）は、10万人あたり16.9人です[4]。

　肛門管扁平上皮癌は、16/18型を代表とする高リスク型HPVの持続感染が発症に関与し、子宮頸癌と類似した発生および進展様式を有します。症状は、肛門からの出血、疼痛、異物感であり、進行するまで無症状のこともあります。治療は放射線化学療法です。

　その前癌病変である肛門管扁平上皮内腫瘍のスクリーニングと治療に関する正式な国際ガイドラインは存在しませんが、米University of California, San Franciscoは、HIV陽性ゲイ・バイセクシュアル男性において、①肛門擦過物による細胞診を実施、②細胞診で異形成がみられた場合には、コルポスコープによる拡大肛門鏡検査により異常粘膜を生検、③病理検査で検出された上皮内腫瘍に対し赤外線焼灼装置などによる局所治療を行う、という、子宮頸癌における経験に基づいたアルゴリズムを発表し（図1）[5]、先進国を中心に諸外国で実施されて

います。

■ 図1　肛門管扁平上皮内腫瘍のスクリーニングと治療アルゴリズム

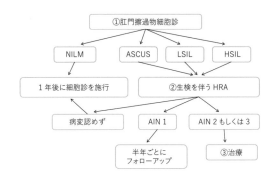

NILM: negative for intraepithelial lesion or malignancy
ASCUS: atypical squamous cells of undetermined significance
LSIL: low-grade squamous intraepithelial lesion
HSIL: high-grade squamous intraepithelial lesion
HRA: high resolution anoscopy（拡大肛門鏡検査）
AIN: anal intraepithelial neoplasia（肛門管扁平上皮内腫瘍）
（文献5より著者作成）

　当院および石川県立中央病院での経験では、HIV陽性ゲイ・バイセクシュア
ル男性からの肛門擦過物検体131検体中、57.3%から高リスク型HPVが検出され、
解析できた122検体中、81.1%で細胞診で異形成を認めました[6]。

　さらに、肛門擦過物細胞診で異形成を認めた30例のHIV陽性ゲイ・バイセク
シュアル男性に対し、臨床試験としてコルポスコープによる拡大肛門鏡による
上皮内腫瘍のスクリーニングと治療を実施したところ、癌は認めませんでした
が、90.0%に上皮内腫瘍を認め、赤外線焼灼による治療を実施したところ、HPV
の多重感染例では寛解に至るまでに複数回の焼灼を必要とする傾向がみられま
した[7]。治療による重篤な合併症は認めませんでした。

　拡大肛門鏡検査および焼灼治療は、わが国において保険適用はなく、またそ
の実施には習熟が必要であり、広く実施されるまでに様々な障壁が存在します。
HIV陽性ゲイ・バイセクシュアル男性に対し、肛門管扁平上皮癌の初期症状（出

血、肛門痛）を問診し、1年に1回は直腸肛門指診を実施することは現実的なアプローチです。あわせて若年男性におけるHPVワクチンの接種が本症の予防には有効です（p.121「男性におけるHPVワクチン」参照）。

4　アナルセックスが直接関与しない直腸肛門疾患

4-1　痔核

直腸静脈叢のうっ滞や拡張もしくは血栓・浮腫によるものであり、アナルセックスはその発生に直接関与しませんが、アナルセックスによる直接刺激が、出血や不快感につながることがあります。

4-2　肛門瘙痒症

感染症や接触、皮膚疾患により生ずるほか、排便後に肛門を拭き過ぎることや、入浴時の石鹸やシャワーによる洗い過ぎ、自動温水洗浄便座で長時間強い勢いで洗浄し続けることで発症することがあります（自動温水洗浄便座症候群[8]）。石鹸、洗濯洗剤や柔軟剤のほか、セックスで使われるコンドームや潤滑剤による刺激により誘発されることもあり、生活歴を詳しく聴取する必要があります。ゲイ・バイセクシュアル男性では、アナルセックスを意識した過剰衛生が関与することがあります。その際は治療として、ステロイド外用剤のほか、洗いすぎないこと、排便後の洗浄を極力短時間かつ低い圧で行い、洗浄水の温度を高くしないよう指導をします。

なお、挿入される側のアナルセックスの前に、浣腸を行うゲイ・バイセクシュアル男性は多いものの、浣腸の是非についてのエビデンスは限られます。浣腸はHIV/性感染症感染のリスクを高める可能性があり[9]、その方法には注意が必要です。Male to Female (MtF) トランスジェンダーに向けて、ハームリダクション*の観点で作成された資料を図2に示します[10]。

■ 図2 MtFトランスジェンダーに向けて作成された、アナルセックス前の浣腸に関するガイダンス

● アナルセックスに浣腸は必要ですか？

▶ いいえ、最も重要なことは、あなたのセックス・パートナーがコンドームを着用し、水性やシリコンの潤滑剤（ローション）を使用していることを確認することです。

▶ 清潔さが気になる場合は、アナルセックスの30分前にトイレに行き、湿らせた布で肛門周囲を清拭するとよいでしょう。

▶ コンドームに付着する排泄物の量はわずかですが、潤滑剤のために多くみえるかもしれません。

▶ リラックスしてください。セックスは汚れるものです。もし汚してしまったら、石けん水で洗い流しましょう。

▶ あなたのセックス・パートナーは、あなたに何かを強要する権利はありません-これには、あなたに浣腸を強要することも含まれます。

● もしあなたが浣腸をすることを選択するならば

▶ アナルセックスの少なくとも1時間前に行ってください。

▶ 浣腸をする際には、水のみを使用し、熱い湯ではなくぬるま湯を使用してください。

▶ 水以外のものは、直腸の粘膜に刺激を与える可能性があります。これにより、HIVや性感染症に感染しやすくなる可能性があります。

▶ シリンジにぬるま湯を入れて、直腸にゆっくりと水を押し込む方法もあります。少量であれば、ダメージを与えることはなく、直腸内に残った残留物を取り除くことができます。

▶ シャワーヘッドやその他の水流を使っての浣腸（いわゆるシャワ浣）はしないでください。ジェット水流の水量をコントロールするのは困難です。また、水圧によって直腸の粘膜に小さな傷がついてしまいます。それ以外の水流を使って浣腸する場合は、水圧をコントロールできることをよく確認してください。

▶ シリンジやその他の浣腸器具は、使用前と使用後に抗菌石けんとお湯でよく洗ってください。また、絶対にほかの人と共有しないでくださ

い。

▶ 大腸のデリケートな粘膜を刺激するので、頻繁な浣腸は避けましょう。粘膜が傷つき、HIV や性感染症にかかりやすくなります。

▶ アナルセックス中にコンドームが破れた場合、浣腸してはいけません。精液や破損したコンドームを直腸のさらに上部に押し込んでしまう可能性があります。

（文献 9 より著者作成）

*個人が健康被害や危険をもたらす行動習慣をただちにやめることができないとき、その行動に伴う害や危険をできるかぎり少なくすることを目的としてとられる、公衆衛生上の実践、指針、政策のこと

　当事者の中では、お尻を診察されるとアナルセックスをしているゲイであることが医療者にばれてしまう、と羞恥心を持っている人がいます。また、我々医療者も肛門の診察を煩雑と感じ、肛門症状に対し積極的に関わらないことがあります。性的マイノリティに限らず、双方向の要因により、肛門の健康が後回しになっている現実があるかもしれません。患者が肛門の症状を訴えた際は、肛門の健康を評価し、場合によってはセーファー・セックスについて議論するチャンスと感じ、積極的に肛門を診察し状態を確認されることをお勧めします。

文献

1 ） Ostrow DG, et al: Hemorrhoids, Anal Fissure, and Condylomata Acuiminata. In:Sexually Transmitted Diseases in Homosexual Men Diagnosis, Treatment, and Research. pp141-150. Plenum Publishing Corporation, 1983.

2 ） 高垣 敬一, 他：経肛門的直腸異物の 5 例：本邦報告140例の検討を加えて. 日本外科系連合学会誌 35:199-204, 2010.

3 ） Machalek DA, et al: Anal human papillomavirus infection and associated neoplastic lesions in men who have sex with men: a systematic review and meta-analysis. Lancet Oncol 13: 487-500, 2012.

4 ） 厚生労働省健康局がん・疾病対策課：平成30年度全国がん登録 罹患数・率 報告. 2018. https://www.mhlw.go.jp/content/10900000/000794199.pdf （2021年11月22日アクセス）

5 ） Chin-Hong PV, Palefsky JM: Natural history and clinical management of anal human papillomavirus disease in men and women infected with human immunodeficiency virus. Clin Infect Dis 35:1127-

1134, 2002.

6 ）Yaegashi H, et al: Human papillomavirus prevalence in the anus and urine among HIV-infected Japanese men who have sex with men. J Infect Chemother 23: 621-626, 2017.

7 ）北村 浩, 他：拡大肛門鏡検査による HIV 陽性者の肛門管上皮内病変の診断と治療. 日本エイズ学会誌 20: 25-31, 2018.

8 ）稲次直樹：見逃してはならない直腸肛門部疾患「おしりの病気」アトラス. 第 1 版. 06 肛門部皮膚疾患. pp107-109, 医学書院, 2019.

9 ）Li P, et al: Association between rectal douching and HIV and other sexually transmitted infections among men who have sex with men: a systematic review and meta-analysis. Sex Transm Infect 95:428-36, 2019.

10）Asia Pacific Transgender Network. Douching. P.58-59 Blueprint for the Provision of Comprehensive Care For Trans People.

（井戸田 一朗）

お尻は多くを語ってくれる

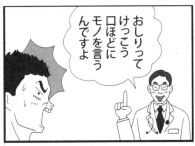

おしりって
けっこう
口ほどに
モノを言う
んですよ

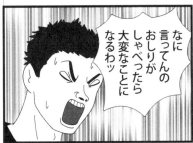

なに
言ってんの
おしりが
しゃべったら
大変なことに
なるわッ

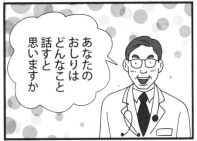

あなたの
おしりは
どんなこと
話すと
思いますか

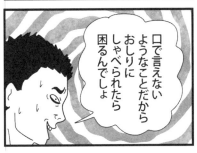

口で言えない
ようなことだから
おしりに
しゃべられたら
困るんでしょ

ゲイと糖尿病

皆さんは、もしご自身が目指す、こうありたいという理想の体型が、必ずしも健康につながるものでなかったとしたら、どうしますか？それも極端だった場合…。

1　ある日、診察室で。

　症例は、40代のゲイ男性のHIV陽性者Gさん。2型糖尿病も同時にお持ちの、お腹もでっぷり、ふくよかな、恰幅のよい男性。

私　「Gさん、前回の採血結果ですが、HIVの経過は大変よいのですが、糖尿病の状態が悪くなっていますね。」
Gさん「まぁそうでしょうね。あまり食事も気をつけていないし、運動もしていませんから。」
私　「そうですか、確か糖尿病は別の病院におかかりでしたよね？そちらのほうの治療はどんな具合ですか？」
Gさん「その先生は毎回、痩せろと上から目線で言うだけで、もう行くのも嫌になっちゃって。薬も切れてるんです。」

　ここまではよくある診療風景かもしれません。Gさんの訴えは続きます。

私　「糖尿病の薬が切れているのですね。糖尿病の先生に、そのお気持ちを伝えたことはありますか？」
Gさん「見ての通り、僕、デブのデブ専なんです（太っている人が好きな太った

ゲイ）。馴染みのゲイバーもそういうお店だけ。痩せた時の自分や、仲間内での立ち位置が、想像できない。もし痩せちゃったら、プライベートでの人間関係がどうなってしまうんだろう。そういうことも分からず、今の先生は痩せろ痩せろ一辺倒で。でもそんなこといえないじゃないですか。会社の検診をそこで受けているから、もちろんHIVのことも伝えてないですよ。」

2　ゲイコミュニティの価値観

　私は唸ってしまいました。Ｇさんの場合、体重を維持したまま糖尿病が改善するとは思えません。でもこの方の自尊心の一部は、体型によって支えられている（太っていることでモテる）とすれば、生活療法や運動療法へのモチベーションが上がらないのも納得できます。ここまで読まれた皆さんは、「生命予後よりモテを優先するなんて…」とあきれられたかもしれません。

　例えば、女性が、太ったら異性に受け入れられないのではと、過度なダイエットに向かったり、痩せていることが自己肯定感の一部である場合があります。男性なら、薄毛に対し増毛に多額を費やしたり、逆に体毛が濃くて脱毛を行う場合もあります。ボディ・イメージが、アイデンティティの一部になることが、特にゲイの間ではよくあります。

　驚かれるかもしれませんが、ゲイの世界では、好みやタイプが細分化され、実にさまざまなニーズやジャンルがあり、（悪い表現ですが）「二丁目（新宿二丁目：ゲイが集まる日本最大の歓楽街）に捨てるゴミなし」という冗談があるくらいです（p.195「膀胱再建後のアナルセックス」参照）。あるお店ではちやほやされても、別のお店では見向きもされないということは、ゲイであればよく理解しています。異性愛社会ではモテなくとも、ゲイ社会では、場所さえ選べば、モテモテになることがあり得るのです。

　またゲイにとって、プライベートで、素の自分が受け入れられ安心できる場所は、異性愛者が中心の社会では、なかなかみつけにくいものです。Ｇさんがそうした場をお持ちであるということは、ご本人のwell-beingにつながる、祝福すべきことだと思います。

　ただ、ゲイの場合は当然ですが独身が多く、個人差はありますが、結婚への

プレッシャーなどにより家族や親族から疎遠になり、前述のようにプライベートにおいて地域コミュニティとのつながりが希薄であることが珍しくありません。ご本人の健康やライフスタイルを冷静に見守り、適切なタイミングでケアをしてくれる人が周りに少ないという事情があります。それだけが理由ではありませんが、ゲイにとって、食生活の乱れや偏った運動習慣、アルコール並びに薬物依存は、身近な問題です。

　Ｇさんは、もちろん糖尿病の治療をすべきであることを分かっていますが、何年もの間、医学的には正しいけれどもご本人の気持ちに沿っていない、型通りの治療に違和感をお持ちだったのです。Ｇさんは、私がゲイであることを知っており、私が理解するだろうと予想したうえで、正直なお話をされたのでしょう。この時点からやっと糖尿病についての正直な対話が始まると感じました。

　欧米からの系統的レビューでは、セクシュアル・マイノリティは、異性愛者に比べて、喫煙、飲酒、違法薬物利用、精神疾患やストレスに関連した心血管疾患が多いとされています[1]。さらにHIV陽性者においては、前述の要因、慢性炎症に伴う動脈硬化の進行、老化などの多元的な要因により、心血管疾患の罹患率はHIV陰性者よりも1.5倍から2倍高く[2]、糖尿病の存在は脅威です。Ｇさんの糖尿病の治療を現状のまま放置することは、受け入れられることでは到底ありません。しかしＧさんの場合、糖尿病に対する積極的治療を阻む主な因子はボディ・イメージへのこだわりです（ストレスによる影響を除外できませんが）。特定のボディ・イメージ（特に大きな体型）にこだわる人へのアプローチについて触れた文献や医学書は見当たりませんでした。

3　次の外来で

　私は、正直なお話を通じて、会話の糸口を与えて下さったことにまず感謝したうえで、ご本人にとって、糖尿病は、血管にダメージを与え重要臓器に障害を起こす疾患であること、HIVを持っているだけでも動脈硬化が進行しやすいこと、今後のご本人の予後はHIVではなく糖尿病が左右することをお話し、今後の糖尿病の治療をどうされたいのかを尋ねました。

Gさん「そりゃなんとかしなきゃいけないのは分かっていますよ、でもこれまでと同じようにいわれるのは、僕は嫌です。」

私　「そうですよね。それでは、体型についてはまず置いておいて、薬だけでどこまでよくすることができるか、取り組んでみませんか。HIVのことを伝えても大丈夫な糖尿病専門医を知っているので、まずそのクリニックをご紹介しますから、行ってみませんか。」

Gさん「…分かりました。そうします。」

　日頃お世話になっている、近医の糖尿病専門医あてに、これまでの担当医とそりが合わなかったこと、ご本人の糖尿病とHIVの状態を紹介状にしたためました。幸いなことにGさんは、そのクリニックを受診し、新しい担当医のことをいい先生だと評され、通院が継続しています。

　Gさんが糖尿病をよくしたいと思われ、アクションを起こされたことは事実であり希望です。今後私の診療の中でも、体型を大きく変えずに、少しずつ生活療法に取り組んで頂くことで、ご本人の自己効力感を高められないか、動機づけ面接を行いながら試行錯誤するつもりです。この症例が伝えてくれることは、生活習慣病である糖尿病を一つとっても、患者さんの背景には、患者さんが語らない多くの事情が存在し得ることだと思います。

　この症例でもう一つ気になったことがあるかもしれません。そうです、この患者さんは以前通院していた糖尿病の病院では、HIVのことを伝えていませんでした（お伝えしたほうがよいと伝えましたが、ご本人は拒否されました）。その心情はよく理解できます。Gさんはその病院で職場の検診も受けているのです。しかし抗HIV薬の中にはCYP 3 A 4により代謝されたり、逆にCYP 3 A 4阻害作用を含むものがあり、スタチンや降圧剤の併用には注意が必要です。それにGさんの場合、糖尿病とHIVという複数の脳心血管障害リスクをお持ちであり、より厳格な脂質管理が望ましいといえます。糖尿病の担当医が、HIVの存在を知らないのは、患者さんにとってはデメリットです。しかしご本人が拒否されている以上、お伝えすることはできません。

　慢性疾患であるHIV感染症の診療は、感染症専門医だけで完結することは不

可能であり、生活習慣病を含め総合診療的なアプローチが必要です。私自身は開業医であり、医療連携とネットワークを総動員し、HIVを理解して下さる専門医につなげる努力をします。しかし一般社会においてHIVに対するスティグマが存在しているのも現実で、Gさんのような症例が存在し、私が把握していない例もあることでしょう。ジレンマは今後も続きます。

文献

1) Caceres BA, et al: A Systematic Review of Cardiovascular Disease in Sexual Minorities. Am J Public Health. 107: e13-21, 2017.
2) Feinstein MJ, et al: Characteristics, Prevention, and Management of Cardiovascular Disease in People Living With HIV: A Scientific Statement From the American Heart Association. Circulation. 140: e98-124, 2019.

（井戸田一朗）

デブ専

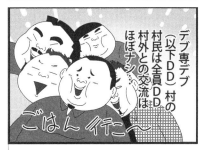

デブ専デブ（以下DD）村の村民は全員DD
村外との交流はほぼナシ

ごはん　イこー♡

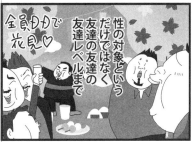

性の対象というだけではなく友達の友達の友達レベルまで

全員DDで花見♡

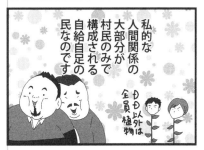

私的な人間関係の大部分が村民のみで構成される自給自足の民なのです

DD以外は全員植物

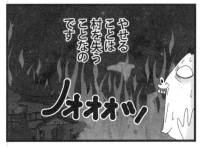

やせることは村を失うことなのです

ノォオオッ

「美意識」のかたちはそれぞれ

世の中は新型コロナによる巣ごもり需要で、家で快適に過ごすためのグッ
ズや電化製品、とくに健康・美容関連商品が売れているといいます。何か
と暗いことばかりが目立ち、「楽しいこと」「やりたいこと」を制限されて
いるなかで、それぞれがたくましく、感染症に負けずに人生を楽しんでい
るのだな、と勇気づけられる気持ちがします。それはHIVと生きる患者さ
んも一緒で、感心させられることから、心底驚かされることもあります。
今回は診療場面で遭遇する患者さんたちの、ある意味「たくましい」エピ
ソードを紹介します。

1　肝機能異常

　Aさんは30代前半で、いつも容姿に気を配っていていわゆる「マッチョ」体
型、私たちスタッフにも優しい男性です。その日もトレーニングを終えたあと
の受診で、トレーニングが好きな私も、いつも通り楽しく話をしていました。
　HIVの経過はとても落ち着いているのですが、ここ数回の採血でALT 70 IU/L
くらいの軽度の肝機能障害があり、クレアチニン値も1.3台に上昇、Hbの値も18
台と高く多血症傾向でした。軽度の肝機能障害ですので、まずは「最近ばらぱ
ら出ているC型肝炎かな、A型はもっと派手だし…。脂肪肝はこの人にはなさ
そうだけど…。」などと考えながら結果をご説明し、サプリなど新しい飲み薬を
はじめていないか聞きましたが、すこしにきびが気になる程度で、特に思い当
たる節はないとのことでした。クレアチニン値については、筋トレ前にクレア
チンを取っているとのことで、システチンCなど精査を行いつつ、トレーニン
グの数日前からはクレアチンは摂らずに検査を受けていただくようにお願いし

ました。結局、検査の結果からはウイルス性肝炎はなく、プロテインの摂りす
ぎだろうか、くらいの推察で終わっていました。また多血症も軽症でしたので、
しばらく定期採血で経過をみることにしました。

　次に外来に来られた時に、正直に「原因についてはよくわからないこと」を
お伝えし、そのうえで、何かほかに変化はなかったかお伺いすると、「実は…」
とお話しを始められました。そこで、彼がいまのトレーニングに限界を感じて
いて、より身体を大きくするためにテストステロン治療を受けていることを教
えてくれました。そして、「先生もトレーニングしているし、自分だけ何かズ
ルをしているみたいで、いいにくくて…」と付け加えられました。「トレーニ
ングをしている若い男性で多血傾向、肝機能障害、血清クレアチニン上昇、にき
び」あたりでそもそも気づくべきだったのですが、すっかり頭から抜け落ちて
いました。

2　HIVとテストステロン

　Aさんの場合は「さらに自分を高めたい」という目的でしたが、もともとHIV
とテストステロンには深い関連があります。
　具体的にいうと、HIV陽性者では総テストステロン値が低下することが知ら
れており、性腺機能低下症の発症リスクのひとつとされています[1,2]。性腺機能
低下症には原発性と続発性があり、前者には肝硬変や慢性腎疾患、停留精巣、
精巣静脈瘤など、後者には下垂体疾患、サルコイドーシス、加齢、肥満などが
その因子としてあげられています。そしてHIV感染はその両者のリスク因子と
考えられています。血中のテストステロンはその43〜60％がSHBG(sex hormone
binding globulin)に結合しており、38〜55％がアルブミンに結合、残りの2〜3％
程度がフリーテストステロンの形で存在しており、生物活性を有するのは後者
の二つです。HIV陽性者ではSHBG結合型のテストステロンが増加し、フリー
テストステロンが減少、肥満者とくに高度肥満や糖尿病を合併する場合、SHBG
結合型が減り、総テストステロンとフリーテストステロンも減少します[3,4]。
　HIV陽性の男性は肥満体型の方が少なくなく、糖尿病などの合併症もあり、

テストステロンが減少する複数のリスク因子を抱えているといえます。5％の減量で総テストステロンが有意に上昇、15％減量するとフリーテストステロンが有意に上昇したという報告[5]があり、いきなりテストステロン補充療法ではなく、併存疾患の治療と合わせて、食事、運動の指導を行うこともあります。

　テストステロンが減少した場合起こりうる症状としては、うつ、不眠、イライラ、性欲低下などの精神症状、また筋力低下、ほてり・発汗、性機能低下、朝勃ちの回数減少、疲労感などの身体症状があります[6]。加齢に伴う男性性腺機能低下症は、最近ではLOH(Late Onset Hypogonadism)症候群と呼ばれ、その病態、治療が注目されています。ただし、現状ではICDに収載はなく、本邦においても保険病名ではないことに注意を要します。LOH症候群は初老期のうつと診断されるケースもあるようです。詳細についてはここでは省略しますが、診断のながれ、治療の適応などについては日本泌尿器科学会、日本Men's Health医学会編の治療の手引き[7]がありますので、ご参照ください。

　性腺機能低下症の診断にはLH、FSHなどをふくめた障害部位診断が必要となりますし、検査にあたっての保険病名の問題もありますので、非専門家としてはそうした病態を把握して、疑わしい場合には泌尿器科など専門家にコンサルトできればよいのではないかと思います。

　さてAさんに戻ります。彼はプロのアスリートではないのでテストステロン治療には倫理的な問題はありません。話しにくい雰囲気を作ってしまったことをお詫びしたうえで、テストステロン治療のメリット・デメリットについてご説明し、しばらく経過をみることにしました。

　これはHIV陽性者に限ったことではありませんが、ゲイ男性の場合、それぞれの美意識を強く持っていることが多いように思います。「筋トレをして身体を大きくしたい」ということ一つとっても、「モテる・売れたい」、「他人はどうでもよくて、とにかく自分の理想に近づけたい」、「トレーニングを通じて自分を高めたい」、「パートナーに求められて」などいろいろな背景があります。それはいわゆる肥満体型や「ガチムチ」などの体型にも全く同じことがいえます。

HIV陽性者をみる医療者には、通常の鑑別診断に加えて、こうした特殊な背景を理解している必要があります。

3　薬剤性肝障害

　余談になりますが、診療場面でときどき遭遇する肝障害の原因としてほかにも、プラセンタや成長ホルモン注射、覚醒剤使用などがあります。また、セックスドラッグ、ED対策サプリとして使用される威哥王（イカオウ）は、シルデナフィル換算で本邦の常用量の 3 ～ 5 倍程度の成分を含むことがあり、急激な血圧低下による意識消失、痙攣などのリスクがあります。変わったところでは、イライラ、体重減少、頻脈があり、甲状腺機能亢進症だと思って検査したのにはずれてしまい、結局ダイエット目的にフォルスコリを通常より多く飲んでいたケースもあります（強心薬として開発されたフォルスコリには甲状腺機能亢進作用があるとされています）。

　それぞれの生活や考え方、生き方のスタイルを尊重しつつ、身体や治療への影響を最小限にし、より健康に過ごせるようにサポートする姿勢が大事だな、とAさんのケースを振り返って思います。外来でたくさんの患者さんたちと接していると、「それはさすがにわからなかった…」ということも多く、最初は翻弄されていましたが、最近は患者さんたちの情報収集能力のおこぼれにあずかって、楽しむようにしています。次はどんなケースに遭遇するのか、楽しみのような、怖いような…。

文献

1 ）　Bhashin S, et al: Testosterone Therapy in Men With Hypogonadism: An Endocrine Society Clinical Practice Guideline. J Clin Endocrinol Metab 103:1715-1744, 2018.
2 ）　Grossmann M: Hypogonadism and male obesity: Focus on unresolved questions. Clin Endocrinol 89: 11-21, 2018.
3 ）　Vincenzo R, et al: Premature decline of serum total testosterone in HIV-infected men in the HAART-era. PLoS One 6 : e28512, 2011.
4 ）　Gomes AR, et al: Prevalence of testosterone deficiency in HIV-infected men under antiretroviral therapy. BMC Infect Dis 16: 628, 2016.

5 ）　Camacho EM, et al: Age-associated changes in hypothalamic-pituitary-testicular function in middle-aged and older men are modified by weight change and lifestyle factors: longitudinal results from the European Male Ageing Study Eur J Endocrinol 168: 445-455, 2013.

6 ）　Allan C A, McLachlan RI. Androgens and obesity. Curr Opin Endocrinol Daibetes Obes 17: 224-232, 2010.

7 ）　日本泌尿器科学会、日本 Men's Health 医学会編：加齢性男性性腺機能低下症（LOH症候群）診療の手引き. じほう, 2007.

（矢嶋 敬史郎）

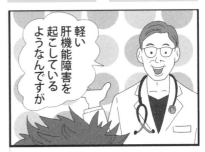

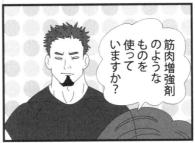

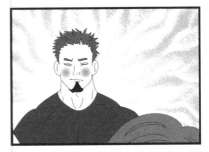

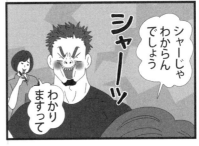

繰り返す軟部組織感染症

1　ある日、診察室で。

　症例は、30代のゲイ男性のHIV陽性者Hさん。5年前にHIV感染症が判明する以前から、うつ病で当院精神科に通院されています。初診時から、抗HIV薬や抗うつ薬を切らした状態で受診されることや、予約日におみえにならないことがしばしばあります。

私　「Hさん、今回はなんとか予約の日に来れましたね。調子はいかがですか？」
Hさん「実は、一昨日から、右の股を爪で引っ掻いたら、腫れて痛くなっちゃって...」
私「それは大変ですね。診察させて下さい。」

　体温36.5℃、右鼠径部に直径15mmの疼痛、発赤と熱感を伴う隆起性病変を認め、周囲にも発赤を認めます。当院皮膚科にコンサルトし、蜂窩織炎を伴う皮下膿瘍と診断しました。妙な場所に蜂窩織炎ができたものだなと思いましたが、HIV陽性者において蜂窩織炎は珍しくなく、深く考えずに、抗菌剤内服による標準治療を行い改善しました。

　その4年後。
Hさん「先生、1週間前から今度は左のケツに痛いのができちゃって、熱も出てきたんです。」

　体温 38.5℃、左臀部に中央が自壊し 8 mm の瘻孔を伴った、直径20mm の発赤と熱感を伴う隆起性病変を認めます。

私　　「こりゃひどいね。自分でまた引っ掻いちゃった？」

Ｈさん「はい、自分で潰したらよくなるかなと思って...」

私　　「自分で潰すと必ず化膿するよ。皮膚科にみてもらいましょう。」

　当院皮膚科で、蜂窩織炎を伴う炎症性粉瘤と診断し、切開排膿のうえ、抗菌剤投与と局所処置を行いました。

　2 週間後に病変は黒色痂皮化し、その 2 週間後には病変は消退しました。

　その半年後。

Ｈさん「先生、1 週間前に今度は右足にできちゃったんです。痛くて歩くのもやっとで。」

私　　「え？また？？」

　右大腿内側に、頂上に黒色痂皮を伴う直径30mm の発赤と腫脹を認め、それとは別に、右下腿前面に同様の病変を認めました。皮膚科で再び蜂窩織炎と診断し、抗菌剤投与を開始しました。

　3 回目のエピソードに至り、また同時に 2 箇所の病変を呈するにあたり、私はようやく何かがおかしいと感じました。Ｈさんはスレンダーな体型で、糖尿病や生活習慣病はありません。渡航歴やペット飼育歴はありません。四肢をよく確かめましたが、白癬を疑う皮膚病変および、菌の侵入箇所になり得る皮膚病変や創傷を認めず、病変部以外に浮腫を認めません。時々バドミントンをされますが、最近の怪我は否定されました。

　そこで、私はご本人の目を見て単刀直入に聞きました。

私　　「Ｈさん、大事なことをお伺いします。これまでに覚醒剤を試したことはありますか？」

Ｈさん「はい。」

私　　「いつ頃から？覚醒剤は注射するタイプ？」

Ｈさん「最初に使ったのは 7 年前からで、注射です。」

私　「最後に使ったのはいつですか？どんな時に使い、どのくらいの頻度で使うのですか？」

Hさん「最後は…10日くらい前です。出会い系で会ったタイプの人から勧められて。使うのはその人に会うときだけです。」

私　「Hさん、注射器を誰かと共有することはありますか？」

Hさん「それはないです。」

私　「いいにくいことをいってくれて本当にありがとう。足がよくなったら、覚醒剤のことをまた相談させて下さい。」

2　性的マイノリティコミュニティの違法薬物濫用

　米国のレビューでは、ゲイ・バイセクシュアル男性は異性愛男性よりも、アルコール多飲以外のすべての、合法・違法の薬物濫用の頻度が有意に多いと報告されています[1]（ただし、ゲイ・バイセクシュアル男性といっても一様ではなくさまざまな層に分かれ、解釈には注意が必要との記載あり）。その理由として、性的マイノリティであるストレス、いじめや虐待の影響があげられています。

　一方、日本ではどうでしょうか。

　日高らによる、2005年に実施されたゲイ・バイセクシュアル男性を対象としたインターネット調査では、5,731人中（HIV陽性者5.3%）、覚醒剤の使用経験があったのは211人（3.7%）であり、強制的なセックスを経験したことがある人は、よりその使用経験を報告する割合が高いという結果でした[2]。

　国立国際医療研究センター病院エイズ治療研究センターに、2005～2010年に初診で受診した、性交渉によって感染したHIV陽性のゲイ・バイセクシュアル男性973人のうち、392人（40.3%）が違法薬物の使用経験があり、44人（4.5%）が注射薬物使用者で、57人（5.9%）が覚醒剤の使用経験があり、26人（2.7%）が薬物による逮捕・拘留の経験がありました[3]。

　国立精神・神経医療研究センターによる、2019年の15～64歳までの一般住民7,000人を対象とした質問氏調査では（3,961人から回収）、覚醒剤の生涯経験率は男性で0.7%でした[4]。一般人口との比較は容易ではありませんが、ゲイ・バイセクシュアル男性における覚醒剤の浸透は深刻であることが推測できます。

なお、わが国における2021年の新規HIV/AIDS報告数1,057人のうち、注射薬物使用者はわずか1人(0.1%)に過ぎず[5]、過小評価の可能性はあるものの、針の共有は国内のHIVの主要な感染経路ではありません。ゲイ・バイセクシュアル男性において薬物が性交渉の際に機会的に使用され、その影響下でリスクの高い性行動が取られやすいことが、HIV感染の原因であると考えられます("chemsex"、後述)。

3　違法薬物使用者の診療

さて、症例に戻ります。

3回目の蜂窩織炎は、抗菌剤投与および局所処置により、それ以前のエピソードに比べ長引きましたが、6週間後に改善しました。

注射薬物使用者において軟部組織感染症の頻度が高いことが知られています。2003年のバンクーバーにおける調査では、St Paul's Hospitalの記録とリンクされている883人の注射薬物使用者のうち、60%が同院救急外来を2,643回受診し、受診理由として最も多いのが、膿瘍・蜂窩織炎および皮膚感染症でした(18%)[6]。

本症例において繰り返す軟部組織感染症が、覚醒剤の注射使用が直接理由であると証明することはできませんが、関連性が疑われました。何かおかしいという直感も、薬物使用を疑うきっかけになるということも学びました。

計画的なセックスの前や最中に、性的経験を長時間維持させ、高めるために、特定の薬物を使用することはchemsexと呼ばれています[7]。特に、ゲイ・バイセクシュアル男性においてグローバルにみられ、HIV、性感染症を含むさまざまな健康への影響が憂慮されています。

覚醒剤を始めとする違法薬物使用が、HIV陽性者の健康に及ぼす影響として、通院自己中断、C型肝炎ウイルス感染症が指摘されています[3]。うつ病も関与していると考えられますが、本症例でも通院中断がしばしばみられており、覚醒剤使用へのアプローチをしないという選択肢はありません。ご本人の同意を得たうえで、当院精神科担当医と覚醒剤使用に関する情報を共有し、薬物依存回復支援につなぐ努力を継続しています。

　当院ではHIV陽性者の初診時に、覚醒剤を始めとする違法薬物の使用経験についてルーチンで問診しています。2011～2012年の1年間に、覚醒剤使用経験の有無を尋ねた76人のうち、使用を認めたのは7人(9.2%)でした。全員の方が正直に回答していない可能性が高いですが、少なくとも、違法薬物使用について話してもいいんだよ、という雰囲気を初診時から作ることを意識しています。もし診察室で覚醒剤使用がトピックになった際、それを言下に否定することなく、ご本人の使用状況や抱える問題を傾聴します。依存の程度により、当院精神科の受診を促したり、当事者による自助グループ(Narcotics Anonymous: NA)に関する情報を提供したり、依存症専門の医療機関を紹介します。NAミーティングは、コロナ禍においてはオンラインで行われており、参加への敷居は低くなっているかもしれません。国立精神・神経医療研究センターのグループにより、Serigaya Methamphetamine Relapse Prevention Program (SMARPP)とよばれる、認知行動療法による外来ベースの覚醒剤依存再発防止プログラムが開発され、診療報酬加算が認められており、主に精神医療機関で実施されています[8]。全米アカデミーズによる、薬物を使用するもしくは物質使用障害を持つゲイ・バイセクシュアル男性へのケアに関する推奨[1]を表1に示します。

　ただし、覚醒剤に関して問題を抱えている人の多くは、自分から助けを求めようとしないという現状があります[7]。覚醒剤所持で逮捕され留置されて、初めて使用していたことを医療側が把握することは珍しくありません。当院通院中のHIV陽性患者さんが、突然逮捕されすべてを失う前に、何かできることがなかったのかと悩む日々です。

　最後に、覚醒剤を含む違法薬物使用が診療の過程で判明した際、医療者に警察への通報を義務付ける法律はなく、通報の義務はありません。逆に、通報したとしても守秘義務に違反しませんが、無制限に通報を行うことは、患者の医療へのアクセスを躊躇させ、治療機会を奪うことにつながるため、全体をみて判断して頂ければと思います。

　ゲイ・バイセクシュアル男性において、覚醒剤を始めとする違法薬物の浸透は深刻であり、その使用を疑う際は、臨床的に何かおかしい、という直感がき

っかけとなることがあります。日頃から薬物についてオープンに話し合える環境を作り、ご本人が助けを求めた際の対応を想定しておくことが必要です。ただし、逮捕後に初めて医療側が本人の違法薬物使用を知るという事態に遭遇することは稀ではなく、ゲイ・バイセクシュアル当事者と行政やアカデミアの協働による、さらなる予防の努力が必要と考えます。

【薬物依存に関する相談先】
NPO法人日本ダルク http://darc-ic.com/
ナルコティクス アノニマス日本 https://najapan.org/

■ 表1 薬物を使用するもしくは物質使用障害を持つゲイ・バイセクシュアル男性へのケアについての推奨

●**歓迎されていると感じられる医療環境を作り、偏見のない医療サービスへの公平なアクセスを準備**
　▶ゲイ・バイセクシュアル男性は、一様ではなく、ゲイ、バイセクシャル、トランスジェンダーなどと自認のあり方がさまざまであることを認識
　▶ゲイ・バイセクシュアル男性が属するグループや人種などにより、異なるレベルの偏見に直面していることを考慮する

●**日常的なケアに、性的および物質使用のリスク評価を組み入れる**（物質使用や精神障害のスクリーニングなど）
　▶リスクの高い患者には、性的および物質使用のリスクに対処するための介入を行う
　▶物質使用やその他の精神障害が確認された場合は、エビデンスに基づく物質使用治療および精神治療につなげる
　▶薬物を注射するゲイ・バイセクシュアル男性に対して、過剰摂取防止の教育、ナロキソンの投与、清潔な注射器の提供など、ハーム・リダクションのサービスを提供する
　▶ゲイ・バイセクシュアル男性により影響している諸問題に注意を払いながら、他の男性患者と同じ予防サービスを提供する（A型およびB型

　肝炎の予防接種、HIVに対する曝露前予防）
▶性感染症のスクリーニングを行い、必要に応じて、HIV、C型肝炎、その他の性感染症の治療のためのケア（または専門家への紹介）を行う。

（文献1より著者作成）

文献

1 ）Compton WM, Jones CM: Substance Use among Men Who Have Sex with Men. N Engl J Med 385:352-356, 2021.

2 ）Hidaka Y, et al: Prevalence of sexual victimization and correlates of forced sex in Japanese men who have sex with men. PLoS One 9 :e95675, 2014.

3 ）西島 健, 他：薬物使用がHIV感染者の健康に及ぼす影響. 日本エイズ学会誌 18: 1 -6, 2016.

4 ）国立研究開発法人国立精神・神経医療研究センター：厚生労働行政推進調査事業費補助金 医薬品・医療機器等レギュラトリーサイエンス政策研究事業. 薬物乱用・依存状況の実態把握と薬物依存症者の社会復帰に向けた支援に関する研究. 令和元年度 総括・分担研究報告書. Ⅱ：分担研究報告研究 1 薬物使用に関する全国住民調査（2019年）. pp19-120, 2019.

5 ）厚生労働省エイズ動向委員会. 令和 3 （2021）年エイズ発生動向年報（1 月 1 日〜12月31日）. https://api-net.jfap.or.jp/status/japan/nenpo.html（アクセス：2022年 9 月15日）

6 ）Kerr T, et al: High rates of primary care and emergency department use among injection drug users in Vancouver. J Public Health (Oxf) 27:62-66, 2005.

7 ）United Nations Office on Drugs and Crime: Treatment of stimulant use disorders: current practices and promising perspectives Discussion paper. pp11, 2019.

8 ）渡邊愛祈：HIV拠点病院における薬物依存患者へのカウンセリング：SMARPPプログラムを導入した事例（特集 困難事例とカウンセリング）. 日本エイズ学会誌 18:130-135, 2016.

（井戸田一朗）

column

多様性に慣れる

「良かった。まだ先生いらっしゃったんですね！」

　ドアを開けて私の顔を見たＷさんは笑顔になりました。

　久しぶりの来院になりましたが、Ｗさんとのかかわりは数年にわたります。
　最初は性別適合手術後の肥厚性瘢痕についての相談で来院されました。

　しらかば診療所には多彩なセクシュアリティの患者さんがいらっしゃいます。
　ジェンダークリニックではないので、割合として多くはありませんが、トランスジェンダーの方を診察する機会もあります。
　Ｗさんもそんなおひとり。
　海外で手術を受けてこられました。
　陰茎を作る際に皮弁を起こしたり、採皮をしたため、下肢を中心に多数の瘢痕が認められました。
　内服や外用で徐々に瘢痕は平坦化し、激しい掻痒感も今は落ち着いています。

　他のトランスジェンダーの患者さんからも術後の創部感染や肥厚性瘢痕、ケロイドなどの相談を受けたことがあります。
　乳房切除後の前胸部のケロイド、腟形成術後の創部感染、いずれも保存的治療で軽快してホッとしました。

　正直なところ、しらかば診療所で働くまで、個人的には性適合手術にあ

まり賛同できていませんでした。

　人間という生き物として、健康に生きていくためのパーツがすべて揃っているのに、その一部を取り除いてしまう手術。

　生物学的に健康な体にメスを入れてまで治療しなくちゃいけないんだろうか？

　健康をサポートする医療に携わってきた身としては、かなり抵抗を感じていました。

　外見を変えるために大きな傷跡ができますし、生殖腺を取り除いたり、性ホルモンを投与することで、本来の体の機能に大きな負担がかかります。どんなに手術をがんばっても、望む完全な体を手に入れることはできないし・・・。

　３本指の患者さんの時と似たような気持ちで、どちらかというと「機能重視」の考えだったように思います。

　「持って生まれた機能を損なわないように、サポートすることはできないか？」

　「性適合手術以外の対処法を何か提案できないものだろうか？」

　自分の中でモヤモヤした気持ちがずっと残っていました。

　Ｗさんを最初に診察した時も、体のあちこちに残る大きな傷跡や、組織移植後の局所的な知覚低下、強い掻痒を伴う採皮痕を見て「ここまでやらないとダメなんだろうか・・・」と正直感じました。

　でも落ち着いた雰囲気のＫさんと外来診療で何度も接しているうちに、気持ちに少しずつ変化が起きてきました。

　そして何回目かの外来で、体は傷だらけのＷさんが、待合室の椅子に腰掛けて、穏やかな表情で新聞を読んでいる姿を見た時、「腑に落ちた」というか「ここに辿り着くまでの、様々な困難を引き受けてきたＫさんの覚悟がようやくわかった」ような、うまく言葉では説明できない感情がこみあげてきたのです。

　体はちょっと華奢だけれど、風格はまさにお父さん。

「Ｗさんにとっては、今の状態が、心から安らかに過ごせる毎日なん
だ・・・」
　以来、Ｗさんはお父さん（中年のおじさん）にしか見えなくなりました。

　それまで「機能的に健康な体」を重視するあまり、「健康な臓器が揃って
いるんだから、そこに手を加えることまでしなくてもいいんじゃないか」
「見た目も大事だけれど、機能的に健康なことはもっと大事」とずっと思っ
てきました。

　でも当人にとってはその体は健康な状態じゃない、生理機能を犠牲にし
ても見た目を変えなければ幸せになれないという実例を目の当たりにして、
価値観の大きな変化が起きたような気がします。今振り返ってみると、日
頃の生活で外見から性別を判断して対応する場面は多く、集団生活を送る
人間にとっては外見もある種の機能と言えます。

　以前はトランスジェンダーの患者さんを目の前にすると、とても緊張し
ていました。自分の中の男女観を見透かされてしまいそうで怖かったので
す。性適合手術前の体の名残を無意識のうちに探していないか、カルテの
画面にある変更前の性別に会話が影響されていないか、常に気を使って診
療後にはドッと疲れていました。
　今でもまだ緊張はあります。
　でも、少しずつ慣れてきたように思います。

　そして様々なセクシュアリティを持つ患者さんたちを、できるだけその
まま受け止めたいと考えるようになりました。
　Ｙさん。電子カルテの性別欄は女性、目の前にいるのは若いお兄ちゃん。
コロナ禍で新人研修がままならない職場の後輩の心配をしながら多忙な毎
日を乗り切っています。
　Ｎさん。電子カルテでは男性、見た目は華やかな女性。氏名の名前の方
を男らしい名前から女性らしい名前へ変えたいと相談されたので、賛同す

る意見を述べたら、「先生に肯定してもらえて嬉しい」と涙を流して喜んで
くれました。

　Mさんという、カルテでは女性、見た目は男性、好きになるのは男性、
というトランスジェンダーのゲイの方もいらっしゃいました。最初は診療
上の会話だけでしたが、最近は世間話も少しだけできるようになりました。

　これまで体験したことのない多様性、価値観に直面したとき、臆病な性
格の自分はまず身構えてしまいます。

　でも気持ちを落ち着けて、心をなるべくまっさらな状態にして、目の前
の患者さんに向き合うことで、徐々に互いに本音を言える関係になること
が少なくありません。

　未知の価値観に対する不安は、性に限ったことではなく、年齢の違いだ
ったり、人種や民族の違いでも言えることなのかもしれません。

　感じ方や考え方の隔たりを突きつけられて「やっぱり難しい」と考え込
んでしまうこともあります。

　以前だったら、そのまま相手の距離が縮まらず、ギクシャクしたコミュ
ニケーションが続くこともありました。

　でも様々な患者さんと出会って、自分とは大きく異なる価値観に対して、
「今の時点の自分には」難しくても、いつか受け止められるかもしれない
と、良い意味で結果を先延ばしにできるようになりました。

　多彩なセクシュアリティの患者さんと直接やりとりできるしらかば診療
所での仕事は、自分の価値観を広げるための貴重な場になっています。

（畑寿太郎）

多様性に慣れる

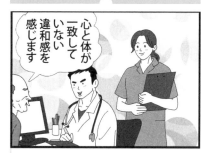

心と体が一致していない違和感を感じます

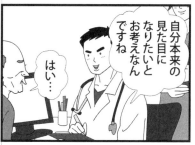

自分本来の見た目になりたいとお考えなんですね

はい…

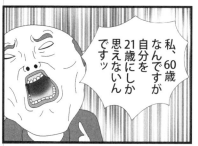

私、60歳なんですが自分を21歳にしか思えないんですッ

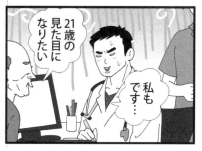

21歳の見た目になりたい

私もです…

column

しらかば診療所での勤務の思い出

　私は現在、大阪で働いていますが、その前は東京の病院で働いていました。

　しらかば診療所には2013年から月に数回くらいのペースで勤務をさせていただいていました。

　私自身はノンケですが（たぶんそうだと思います）、しらかば診療所にいらっしゃる患者様には意外と人気があり、ひそかな自慢でした。

　あるとき、約１年ぶりくらいに受診をされた患者様がいらっしゃいました。

　HIVの薬を処方していましたが、もちろん途中でなくなり、薬がなくなってからもクリニックを受診する気力がなくなりそのまま自宅にこもっていたとのことです。

　あるとき、なんとか力を振り絞ってしらかば診療所を受診されたというわけです。

　私はまず、受診してくださったことに感謝の意を伝えました。

　そして、HIVの治療は継続的に続ける必要があり、毎日正しく飲まないといずれは効かなくなってしまうこともありえることを、（ご本人も重々わかっているとは思いますが）こんこんとお話をしました。

　ご本人も今度からは定期的に受診します、とおっしゃっていただき、次の予約を取らせていただきました。

　実際にこの日の血液検査ではHIVのウイルス量が再増加しており、このまま放っておけば再び免疫力が低下していただろうと思います。

　なんとかその前に治療を再開することができました。

　後から聞くと、この患者様は私のファンで、私が外来の日だからという

ことで力を振り絞って受診をしてくださったとのことです。

　なんと私に会うために、出たくない家から出て、しらかば診療所まで来てくださり、治療を再開してくださったというのです。

　私は感動しました。

　そして、私は医者をやっていてよかったなと思いました。

　もしかしたらこの患者様は私だから救うことができたのかもしれない、という密かな医者冥利を感じました。

　現在は大阪に赴任したばかりでバタバタしていますが、落ち着いたらまたしらかば診療所で勤務させていただきたいと思っています。

（忽那 賢志）

しらかば診療所勤務の思い出

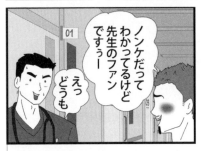

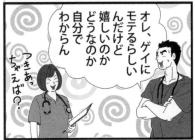

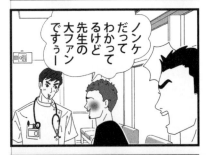

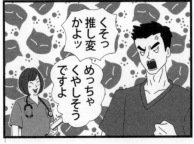

5 性的マイノリティの
ライフスタイル

性的マイノリティ当事者に向けたメッセージ

しらかば診療所の構想が誕生したのは1999年8月のことです。当時、無料で行っていた電話相談には、さまざまな人から「ゲイフレンドリーな病院を教えていただけませんか？」というリクエストが何十件も寄せられていました。まだ「LGBT」や「性的マイノリティ」といった言葉が、ごく一部の人たちにしか知られていない時代です。

それ以前から仲間内で議論するたびに「日本でそんなクリニックを作って本当にうまくいくのか・・・」という慎重論が出て、なんとなくうやむやになってしまうことを繰り返していました。しかし、あるとき、仲間のひとりがこういいました。「選択肢があるということがとても大事。」

性的マイノリティを温かく受け入れてくれる医療機関がある、それだけで意味があるという、その意見はとても力強いものでした。

それらの声に背中を押されるようにして、2000年から「しらかばプロジェクト」は動き出し、賛同者は専門の勉強をしたり、技術を磨いたり、お金を貯めたり、サポートしてくれる人を探したりしました。セクシュアリティを超えた、本当にたくさんの人たちの支えがあって、7年後、しらかば診療所は開院できたのです。

しらかば診療所が拠り所としているのが、三つの理念です。これまで本書にも何度か登場しましたが、もう一度、振り返りたいと思います。

- 性的マイノリティの立場に配慮し、性的マイノリティが安心して利用できる医療サービスを提供する。
- 性的マイノリティの生活を、行政・NGO・医療機関など他の社会資源と協調しながら、医療の側面から支援する。

● 診療活動から得られた知見を、性的マイノリティ当事者および広く社会へと還元する。

　性的マイノリティのための診療所が、本当に日本でやっていけるのか・・・。不安を胸に開院にこぎ着けた時、開院後に匿名の掲示板などに意地悪な書き込みをされて凹んだ時、気持ちが折れたり診療方針がぶれたりしないように、いつもこの理念に立ち返ってきました。

　そんなしらかば診療所も多くの人に支えられて、間もなく１５年を迎えようとしています。しらかばを作ったメンバーだけでは到底成し得なかったことで、当院の外来時間に合わせて夜遅くまで薬を処方してくれる薬局さん、診療後に採血などの検体回収に来てくれる検査会社さん、急な物品の発注に応えてくれる納入業者さん、当院で治療の難しい患者さんを快く引き受けてくれるさまざまな医療機関のスタッフさん、そして外来に通い続けてくれる患者のみなさん、ほかにも数え切れないほどのお世話になっている方々・・・どの要素が欠けてもしらかば診療所は存続できませんでした。

　病院では医者や看護師から患者さんに向けて医療サービスを提供する場面が多いですが、医療を通じて社会をよりよくしていくためには、患者さんの力が不可欠です。

　たとえばしらかば診療所では、これまで多くの患者さんが決して安くない費用を払って、A型肝炎、B型肝炎の予防接種を受けてくれました。毎年のインフルエンザワクチンも積極的に受けてもらっていますし、最近では高価なHPVワクチンを申し込む方も現れました。HIVや梅毒などの感染症の場合でも、きちんと薬を服用し治療をしてくれる方がほとんどです。ワクチンによりウイルス感染症への抵抗力をつけた人たちは、社会に感染症が広がるのを防ぐ防御壁になってくれますし、感染症を持っている方が、しっかり治療をしてほかの人への感染を防いでくれることで、感染症の流行が抑制され、社会全体の健康の向上に繋がります。ひとりひとりの患者さんの行動は、御本人の体を守るだけでなく、さらに多くの人たちの健康を守る流れを作っているともいえます。御協力いただいているみなさんに心よりお礼を申し上げます。

　この20年ほどで、セクシュアリティを取り巻く世の中の雰囲気は大きく変わりました。性的マイノリティの存在が広く知られ、性の多様性が大手のメディアでも取り上げられるようになりました。

　医療機関でも性的マイノリティへの対応が、以前よりは改善されてきているようです。性別に関係なく使える多目的トイレの設置、番号による呼び出し、診察時のパートナーの同席などが、都市部の医療機関を中心に徐々に実現しつつあります。これも患者さんたちの行動や要望の力が医療を少しずつ変えてきたよい例だと思います。

　本書では、性的マイノリティの医療で必要とされていること、ちょっとした気づきや工夫について、しらかば診療所のスタッフが感じていること考えていることを書きました。性的マイノリティとの接点がない人も読みやすいように、コラムやエッセイをはさみ、医療現場の「あるある」エピソードを盛り込みました。メディアで繰り返し取り上げられるようになったLGBTや性的マイノリティという人たちに対する医療が、とりわけ特殊なものではなく、普段の医療の延長線上にあるものだということを、より多くの医療関係者に知ってもらい、あまり構えすぎずに肩の力を抜いて性的マイノリティに関わってもらいたいという思いが詰まっています。

　性的マイノリティのみなさんも、もし信頼できそうな医療関係者に出会ったら、自分の悩んでいることについて、様子をみながら話してみて下さい。仕事に真摯に向き合っている誠実な専門家であれば、相談に応えてくれるはずです。中には患者さんから相談されて初めて問題点に気がつく人もいることでしょう。そうした「気づき」も、医療の現場を少しずつ変えていきます。

　セクシュアリティへの理解不足から、医療機関で心ない言動で応対され、心を痛めたことのある方もいらっしゃるかもしれません。でも、しらかば診療所を作ったときに、セクシュアリティや職種を超えて、多くの人が応援してくれたように、世の中には「困ったときはお互い様」の心で、助けてくれる人たちが少なからずいます。私たち性的マイノリティは、異性愛者たちのことをすべて分かっている訳ではありませんし、逆もそうです。お互い歩み寄りながら、

よりよい診療空間が作られることを願っております。

　最初からセクシュアリティのことを全部開示する必要はありません。性感染症が心配なときは「風俗に行った」とか「マッチングアプリで会った人と交渉を持った」と話してもいいですし、肝炎の予防注射をしたいときには「海外旅行に行くので」とか「知人が肝炎にかかって大変だったので」という理由にしていただいても結構です。その際の対応で、頼りになりそうな相手なら、セクシュアリティに関連した悩みでも受け止めてくれる可能性があります。さらに深い話題について相談してみましょう。医療者と患者のやり取りを通じて、社会がよりよい方向へ進んでいくことを願っています。

　先ほど、三つの理念をお話ししましたが、しらかば診療所には目標もあります。それは「しらかば診療所を閉じること」です。いつか、しらかば診療所が要らなくなるほど、性的マイノリティの人びとが、どの医療機関でも温かく迎え入れられる世の中になることを夢見ています。当院で診療をして他の医療機関で活躍されている医師や看護師が、わずかずつではありますが増えてきました。これまでしらかば診療所の業務に携わってくれた人は、臨床心理士や医療事務を含めて70名近くになります。性的マイノリティの医療を理解し、支えてくれる関係者が増えれば、医療の現場が変わっていくことでしょう。

　構想の段階で青年だった仲間たちも、今や中高年です。最近は年齢を感じる体を鼓舞しながら働いています。小さな診療所でできることは限られますが、これまで同様、多くの人たちの力をお借りしながら、しらかば診療所の目標が達成されるまでの、もうしばらくの間、患者のみなさんとともに歩んでいきたいと思っています。

　さまざまな困難や悩みを抱えたみなさんを、これからも、しらかば診療所でお待ちしています。

　また、読者の中には、性的マイノリティ当事者の医療従事者の方がいるかもしれません。キャリアを構築するうえで、セクシュアリティとどう折り合いをつけるか、迷っていらっしゃる方がいるかもしれません。著者の一人の井戸田

は、ゲイ男性であるという自身のセクシュアリティを大切にしたいと思い、当事者に関わる仕事を選びましたが、それは一つのキャリアのありように過ぎません。医師としてのキャリアの中で、医療従事者による性的マイノリティについての心ない冗談や態度を見聞きしたことはありましたが、自身が当事者であることで、キャリア選択及び業務遂行のうえで不当な扱いを受けたことはありませんでした。こんなキャリアもあるとご参考の一つにして頂き、のびのびとご自身のキャリアを追求して頂くことを願っております。

（畑寿太郎、井戸田一朗）

膀胱再建後のアナルセックス

1　ある日、診察室で。

症例は、60代のゲイ男性の初診患者Dさん。

私　　「今日はどうされましたか？」
Dさん「実は私、ゲイなんですけれど、膀胱癌と言われてA大学病院で手術を勧められているのです…。」
私「そうですか、それは大変ですね。それで、ご相談は？」
Dさん「...。」
私「...。」

なかなか話が進みません。Dさんは、最初はなかなか口が重かったのですが、世間話を交えながら少しずつ聞き出し、ようやくお話になられたところ、こういうことでした。

Dさん「A大病院で、直腸の一部を膀胱再建に使うといわれました。この年なのでそんなに機会があるとは思わないのですが、もし、術後にアナルセックスをする機会があった場合、腸が破れたりしないか心配で、でもこんなこと誰にも相談できなくて…。」

これをお聞きになった皆さんは、「（術後の性交渉よりも）生命予後のほうが優先されるべきではないか」「その年齢でそうしたことを心配すること自体ナンセ

ンス」とあきれられるかもしれません。

　この患者さんは、私がゲイであることを知ったうえで、そこを見込んで、デリケートなご相談をされたのでしょう。私自身としては、思いもよらぬご相談でしたが、恥ずかしい思いを乗り越えて、信頼して打ち合わけて下さったことを嬉しく思いました。

　ゲイの世界では、好みやタイプが細分化され、実にさまざまなニーズやジャンルがあり、昔から「二丁目（新宿二丁目：ゲイが集まる日本最大の歓楽街）に捨てるゴミなし」という冗談があるくらいです。

　例えば、

ジャニ専、若専：若くて綺麗な子がタイプ。「ジャニ」は「ジャニーズ」から来ている。

デブ専：肥満体型の人がタイプ

フケ専：中高年以上の人がタイプ

オケ専：通常、後期高齢者以上の年上の人がタイプ。「オケ」は「棺桶」から来ている。

外専：外国人、特に白人がタイプ

　その他にも「熊専」「ガリ専」「ガチムチ専」など、意味はお察しの通りですが、書き出したらコラムが一つ書けるくらいのジャンルがあり、また「専」の程度も人さまざまで、そうじゃないとダメな人から、そうであればなおよしとする人まで、いろいろです。複数の「専」がオーバーラップしていることもあります（例：「フケデブ専」）。

　話が逸れました。異性愛の方々の間にもいろいろなジャンルがあると思いますが、ゲイの間は特にジャンルが細分化され、さまざまな好みを持つ人たちが、お互いを否定することなく同時に存在し、ゲイのセックスのありようは一様でなく、仮定や想定が通用しないということを示すために、例をあげさせて頂きました。

2　患者のアイデンティティとセックス

　性的活動性の程度も、人によってさまざまで、診察時に年齢や見た目で思い込みをすると、後で痛い思いをすることがあります。当事者としてそれが分かっているので、この方の相談が切実であることが理解でき、受け流すことはできませんでした。

　セックスはすべての科において横断して関連することであり、読者は、これまで直接・間接的にご相談を受けたことがあると思います。男性にとって、みえやすいペニスは、特にアイデンティティに関わることでしょう。骨盤内の手術により、不可逆性の勃起障害になる可能性もあります。女性にとって、乳房は、たとえ直接セックスに関わらない場合でも、ボディ・イメージの重要な位置を占めます。膣は外からみえない場所にあるけれど、万が一摘出しなければならなくなった場合、ご本人にとっては大きなショックでしょう。肛門性交をするゲイにとっては、直腸肛門の手術はとても気になることです。高齢者、障害者を含め、セックスはすべての人に関係します。

　しかしながら、医学教育においてセックスに関連する教育は、きわめて限られており、我々医療者は現場に放り込まれてから重要な分野であることに気付かされます。

　セクシュアリティに関わらず、人によってはQOLにおいてセックスが重要であったり、コミュニケーションの一つであったりします。我々医療者は、戸惑うこともあるけれど、特に性機能に関わるような治療を選択せざるを得ない場合、もう少し個々の患者さんのセックスにまつわることに向き合ってもよいのではないでしょうか。

　患者さんが性的マイノリティであることが分かっている場合は、異性愛の方が性生活を大きく変えるような治療を受けることになったことを想像されながら、ご相談に乗って頂ければと思います。先生方にとって分からないことや、不思議に思われることが出て来ることは当然です。そうしたことは、当事者である患者さんに、率直にお尋ね頂ければと思います（逆にもし聞かれたら教えてあげてください(^^)）。

　さて、症例に戻ります。

　膀胱や直腸の手術とアナルセックスに関する文献をあたりましたが、ドンピシャの文献はみつかりませんでした。アナルセックスに関係する臓器は、主に肛門管であり、さまざまなケースはあり得るとは思いますが、肛門管と排便機能が温存されていれば、それほど影響が出るとは思えず、ご本人には下記のようにお答えし、結論を先送りにした次第です。

　「直腸の一部を膀胱再建に使うことは、膀胱がんの治療としては標準的なものであり、治療を進めることをお勧めします。肛門は温存されるので、おそらく術後にアナルセックスができなくなる、ということはないと思いますが、どのような手術をされたか、術後にまた詳しく教えて頂けますか。」

（井戸田　一朗）

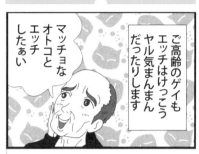

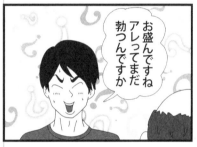

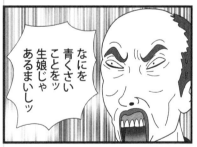

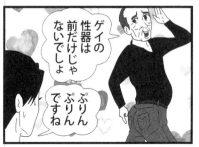

いろいろ支えられて

　自分は元々、性に関する話題にあまり抵抗がありません。そういう雰囲気が患者さんにも伝わるのか、「あの・・・実はちょっと訊きたいことがあって・・・」とか「先生の専門じゃないかもしれないんですけど・・・」と性の悩みの相談を持ちかけられることがよくあります。

　ネットを探しても、本屋を歩き回っても、医学的な情報に裏付けられたセックス関連の情報や書籍は、意外なほど少ない感じがします。
　様々な雑誌で繰り返し掲載される「セックス特集」なども、なるべく目を通すようにしていますが、毎回似たような内容で、患者さんの質問には答えてくれなそうです。

　そんな自分も、決して性に詳しいわけではなく、ただ、性の話題を「うしろめたい」雰囲気ではなく、日常会話の雰囲気で話すようにしているので、周りの方々が有用な情報を教えてくれて、少しずつ知識を身につけてきました。

　ある日、患者のSさんと話をしていて、コンドームの話題になりました。

　「先生から若い人たちにちゃんとコンドームをすすめてよー。自分はこんな病気になっちゃったけど、みんながもっとコンドームを使うようになれば同じような目に遭う人は減るんだからさぁ。」
　SさんはHIVで長く治療をしています。気さくな性格ですが、昨今の若者の性行動についてはとても心配しているようでした。
　「コンドームを面倒くさがったり、つけ心地が悪いから使わない人が増えているけれど、それは自分に合ったものを知らないからだから」とSさん

は言います。

「ローションだってちゃんと選ばないから、途中で乾いてコンドームが滑らなくなって痛みが出たりするんだよ、先生。」

「ちゃんと先生からも、若い子たちにアドバイスしてあげてね！」

熱く語るSさんに、半ば圧倒されながら、教えてもらったローションの名前をメモに書き留めました。

うーーーん、コンドームの種類とか比較したことないなぁ・・・。

そもそも薬局とかコンビニとかで、そんなにいろんな種類は売ってないし。ましてローションとかしげしげと見たことありません。店頭でそんなもの真剣に見ていたら、他のお客さんにどんな顔をされるか・・・。

でもSさんの真剣な表情を思い出して、ちゃんと自分でも調べようと思いました。

そこでamazonで様々なメーカーのコンドームと、患者さんに教えてもらったローションを注文。

数日後に大量のコンドームが入った段ボール箱が自宅に届きました。

（その後amazonのおすすめ欄からコンドームが消え去るまでに、かなりの時間がかかりました。）

ひと口にコンドームといっても実に様々な製品があります。

サイズ、素材、厚み、形・・・amazonでいろいろなものを買って実物を見てみて、バリエーションの豊富さに驚きました。

性感染症や望まない妊娠を予防するために、大きな効果を発揮するはずのコンドームですが、自分も含めて多くの日本人は「自分に合ったコンドーム」という認識が高くないように思います。

洋服や靴は、着心地を重視して手間ヒマかけて選ぶのに、コンドームのつけ心地をちゃんと吟味したことのある人は、ごくわずかではないでしょうか。

　そして「つけるのが面倒」「きつい」「違和感がある」「締め付けると萎える」から着けなくなる。

　医師や教師など、アドバイスをする側も、経験がないから患者さんや学生さんたちに的確な助言ができないんだろうなぁ・・・と十数種類のコンドームの実物を見て思いました。

　開封した残りの大量のコンドームですが・・・全種類ひとつずつを 1 パックにした「アソートセット」を作って、友人知人に配ってみました。「いろいろ試してみて自分に合ったコンドームを見つけてみて。」と言って渡すと、苦笑いしつつも「こんな何種類ものコンドームを比べたことなんかないなぁ〜」という人がほとんどです。断られることはありませんでした。もしかすると、セックスを始める年代の若者たちに、こういうセットがあってもいいのかもしれません。

　最近しばらく顔を見ていないSさんが今度来たら「ちゃんと言われた通りに、患者さんにアドバイスしてますよ！」と報告したいと思います。

　また、看護師さんから貴重なアドバイスをもらったこともあります。

　以前、辛いものを食べて、お腹を下した後、お尻を拭きすぎて肛門のまわりがひどくただれてしまったことがありました。痛くて椅子に座るのも辛いくらいです。

　とにかくなんとかしたくて、とりあえず手元にあったゲンタシン軟膏を塗ってみました。たくさん塗ると痛みが和らぎます。でもお尻がべたついて不快です。ティッシュペーパーを当てていましたが、すぐにずれてしまいます。

　診察室で嘆いていたら、看護師さんが一言「先生。ナプキン使えばいいのに。」

　「え？そうなんですか？」

　「そうよー。あたしのあげよっか？」

「ええっ！？」

自分の動揺ぶりが受けたのか

「私のもあげるー！」「私もー！」と次々と声が上がります。

　ありがたいオファーは丁重にお断りして、自分で買いに行くことにしました。

　中年男性がひとりで生理用品売り場をウロウロするのはちょっと難しそうなので、同年代の看護師さんが同行。薄型のものを無事に購入しました。

　使ってみると、これが感動的に快適です。軟膏をたっぷり塗っても下着は全く汚れませんし、両面テープで固定されているのでずれることもよれることもありません。みるみる症状は良くなりました。

　ぱっと見で生理用品とわからないような綺麗な個包装になっているだけでなく、個包装から取り出すときにクシャクシャ音がしないような素材やコーティングがされていることなど、多くのユーザーの要望に細やかに対応している製品作りにも感心しました。一方、世の中の女性はいろいろ苦労があるんだろうなぁと思いました。

　しらかば診療所では、自分のこの経験を活かして、お尻周りのトラブルの患者さんにナプキンの使用をおすすめしています。特に痔の外用薬を塗るときには肛門の中にもたっぷり注入して欲しいのですが、そうするとどうしても下着が汚れることが嫌がられます。そんな患者さんたちも、ナプキンを使うと不快な状況から解放されるらしく「先生、すごく快適になりました。」と多くの方に喜ばれました。

　薬局の一般レジで買いにくい患者さんのために、処方箋窓口のカウンターで購入できるように薬局の方にもお願いしました。

　最初に貴重な情報を教えてくれた看護師さんに感謝です。

　以上、自分が体験した例をお話ししました。性のこと、下半身のことを、気軽に話し合えることで、有用な情報を得たり、ちょっとした工夫を共有できたりすることは少なくないと思います。

　個人が体験できることは限られていますが、多くの人たちの知識やアイデアを持ち寄り、誠実な意見のやりとりをすることで、人生が豊かになる

場面は増えるのではないでしょうか。

　患者さんや、まわりのスタッフに助けられながら、知識や経験不足を補い、患者さんの性の不安が少しでも解消されるように、これからも精進したいと思います。

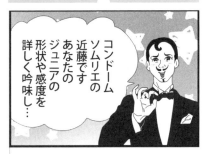

コンドームソムリエの近藤ですあなたのジュニアの形状や感度を詳しく吟味し…

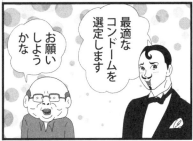

最適なコンドームを選定します

お願いしようかな

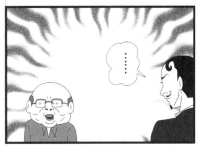

……

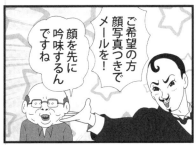

ご希望の方顔写真つきでメールを！

顔を先に吟味するんですね

サル痘について

2022年7月25日、日本国内で第一例目のサル痘患者が報告されました。
サル痘とはどういった感染症なのでしょうか？
また今回の流行ではどういった特徴があるのでしょうか？

サル痘の現在の流行状況は？

　サル痘は1970年以来ヒトでの感染例はこれまで西アフリカ〜中央アフリ
カに集中しており、それ以外の地域ではアフリカへの渡航歴や動物の輸入
などに関連した症例に限られていました。

　しかし、2022年5月以降、これまでサル痘が報告されていなかった国で
多くのサル痘患者の報告が増加しています。

　2022年7月22日時点で、世界で16,836例（これまで非流行国であった国からは
16,593例）のサル痘患者が報告されています。

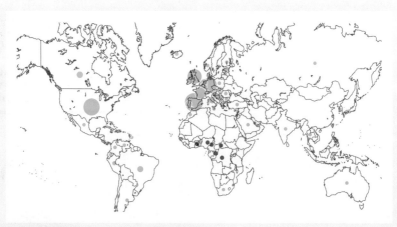

■ CDC 2022 Monkeypox Outbreak Global Mapより

特にスペイン、アメリカ、ドイツ、イギリス、フランスなど欧米で症例数が多くなっています。

2022年7月25日、日本で初めてとなるサル痘患者が報告されました*。

サル痘患者の特徴は？

これまでに分かっている確定例は大半が男性患者であり、20代から40代の比較的若い世代に多いことも特徴です。

例えば、世界16カ国528例の報告では、症例のうち98%が男性とセックスをする男性（men who have sex with men: MSM）であり、年齢の中央値は38歳でした)。

この528例のうち95%が性交渉に関連した接触による感染が原因と考えられており、これらの感染者は性交渉のパートナーが多いという特徴があります。

今回の流行で検出されたサル痘ウイルスを調べたところ、2018年にナイジェリアで分離されたサル痘ウイルスから大きく分岐しており、感染性が増加しているのではないか、という研究が報告されています。

また、今回のサル痘の流行は単一の発生源から複数回の感染イベントが起こったものであり、Superspreading Event（超拡散イベント）と呼ばれるイベントや海外渡航によって世界中に拡大していると考えられる、と述べられています。

サル痘ってどんな病気？

サル痘は、1970年にコンゴ民主共和国で初めてヒトでの感染例が報告されたサル痘ウイルスによる動物由来感染症です。

サル痘という名前ですが、サルも感染することがあるというだけで、もともとの宿主はネズミの仲間のげっ歯類ではないかと考えられています。

　サル痘ウイルスはアフリカの異なる地域にそれぞれ別の系統が分布して
います。

　コンゴ民主共和国などの中央アフリカのサル痘ウイルスよりも、ナイジ
ェリアなどの西アフリカのサル痘ウイルスの方が病原性が低いことが分か
っています。

　今回世界で広がっているのは、病原性が低いとされる西アフリカ由来の
サル痘ウイルスであることが分かっています。

　これまでに報告されているサル痘患者の大半はアフリカからのものです
が、近年はアフリカでのサル痘患者が増えているとナイジェリアやコンゴ
民主共和国などから報告されており、天然痘（痘そう）の根絶後、種痘の接
種歴のある人が減っていることでサル痘患者が増加してきているのではな
いかと懸念されていました。

サル痘の症状は？

　サル痘は1980年に世界から根絶された「天然痘」に病態がとても良く似
ており、症状だけでこれら2つの疾患を鑑別することは困難と言われてい
ます。

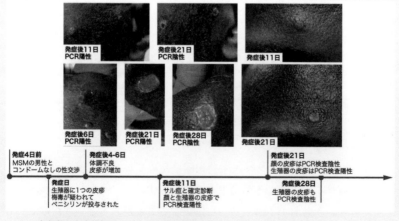

■ サル痘患者の皮疹の経過（DOI: 10.1056/NEJMoa2207323より）

　しかし、サル痘では人から人へ感染する頻度は天然痘よりも低く、また重症度も天然痘よりもかなり低いことが知られています。

　古典的には、発熱、頭痛、リンパ節の腫れなど先行する症状が数日持続してから皮疹が出現します。
　皮疹は顔面から出現して、全身へと拡大していくとされ、全身の皮疹がある一時点においてすべて同一段階の状態で、赤い発疹から水ぶくれ、そしてかさぶたになっていくというのが典型的とされます。
　しかし、今回のサル痘の流行では、これまでに知られていた特徴と異なる症状も報告されています。

　前述の今回の流行における16カ国528例の報告では、潜伏期は約7日で、発熱、頭痛、リンパ節の腫れなど先行する症状がない症例も半数ほどあり、また皮疹の状態もそれぞれの部位で進み具合が異なる事例が報告されています。
　症状として頻度が高かったのは、

・皮疹（95%）

・発熱（62%）

・リンパ節の腫れ（56%）

・疲労感（41%）

・筋肉痛（31%）

・咽頭炎（21%）

・頭痛（21%）

・直腸炎/肛門の痛み（14%）

・気分の落ち込み（10%）

とのことでした。
　皮疹の部位も肛門や生殖器でみられる頻度が最も多く（73%）、体幹・四肢（55%）、顔（25%）、手のひら・足の裏（10%）と続きます。

　これまでの報告とは異なり、口の中の粘膜や直腸にも病変がみられることも特徴の一つです。
　稀な合併症として心筋炎や喉頭蓋炎も起こるようです。

	サル痘	天然痘	水痘 （水ぼうそう）
原因ウイルス	サル痘ウイルス （オルソポックス）	天然痘ウイルス （オルソポックス）	水痘・帯状疱疹ウイルス （ヘルペスウイルス）
自然宿主	げっ歯類	ヒト	ヒト
流行地域	中央アフリカ 西アフリカ	根絶 （アメリカ・ロシアは ウイルスを保有）	世界中
感染経路	飛沫感染・接触感染	飛沫感染・接触感染	空気感染・接触感染
潜伏期	7～17日	7～17日	10～21日
皮疹の性状	古典的には 均一の水疱	均一の水疱	様々なステージの 水疱が混在
致死率	1～10%	1～30%	稀
ワクチン	天然痘ワクチンが有効	天然痘ワクチンが有効	水痘ワクチンが有効
感染症法	4類感染症	1類感染症	5類感染症

■ **サル痘、天然痘、水痘の特徴の比較**（Clin Infect Dis . 2014 Jan;58(2):260-7./N Engl J Med 2004; 350:324-327を参考に筆者作成

　サル痘の皮疹は天然痘と非常に似ており、水疱という水ぶくれが見られることが特徴です。
　同様に水痘（水ぼうそう）も水疱が見られます。これまでは水ぶくれの時期、かさぶたになった時期など様々な時期の皮疹が混在するのが水痘の特徴であり、サル痘や天然痘では全身の皮疹が均一に進行していくのが特徴とされていましたが、今回の流行ではサル痘でも様々な時期の皮疹が混在することがあるようです。
　ただし、皮疹の部位が生殖器に多い、というのは今回の流行におけるサル痘の大きな特徴となります。
　天然痘と比べると、サル痘では首の後ろなどのリンパ節が腫れることが多いと言われています。
　天然痘や水痘以外には、性感染症である梅毒や性器ヘルペスといった疾患も似たような症状を呈することがあります。

サル痘の治療や予防は？

　サル痘の治療は原則として対症療法となります。

　アメリカやイギリスなど海外ではシドフォビル、Tecovirimat、Brincidofovirなど天然痘に対する治療薬が承認されており、実際に投与も行われていますが、日本ではこれらの治療薬は現時点では未承認です。

　国立国際医療研究センター病院では、このうちTecovirimatを投与して有効性や安全性を検証する臨床研究が開始されています。

　またサル痘は、

> ・サル痘ウイルスを持つ動物に噛まれる、引っかかれる、血液・体液・皮膚病変に接触する
> ・サル痘に感染した人の飛沫を浴びる（飛沫感染）
> ・サル痘に感染した人の体液・皮膚病変（発疹部位）に触れる（接触感染）

によって感染することが分かっています。

　前述の通り、今回の流行では、ゲイやバイセクシュアルなど男性とセックスをする男性（MSM）の間で発生したケースが多く、性交渉の際の接触が感染の原因になっていると考えられています。

　種痘（痘そうワクチン）はサル痘にも有効です。

　コンゴ民主共和国でのサル痘の調査では、天然痘ワクチンを接種していた人は、していなかった人よりもサル痘に感染するリスクが5.2倍低かったと報告されています。

　しかし、1976年以降日本では種痘は行われていませんので、昭和50年以降に生まれた方は接種していません。

　同じく国立国際医療研究センター病院では、サル痘の濃厚接触者や医療従事者を対象に痘そうワクチンを接種し有効性と安全性を検証する臨床研究が始まっています**。

　現在は男性同士の性交渉に関連した接触が感染経路であり男性の感染者が多くなっていますが、例えば2010年代の梅毒のように、特定の集団で流行していた性感染症が流行の過程で性別関係なく広がっていくことがあります。

　特定の集団だけの疾患と捉えるのではなく、今後の広がりについては警戒が必要です。

　※この記事はYahoo!JAPAN個人の記事から転載しました

（忽那賢志）

* 2022年9月15日現在、国内で4例のサル痘患者が報告されています。
** 2022年8月、乾燥細胞培養痘そうワクチン（KMバイオロジクス株式会社）に、サル痘予防の効能追加が承認されました。

 文献

1）Thornhill JP, Barkati S, Walmsley S, Rockstroh J, Antinori A, Harrison LB, et al. Monkeypox Virus Infection in Humans across 16 Countries - April-June 2022. The New England journal of medicine. 2022.

おわりに

井戸田　一朗
しらかば診療所

　本書をお読み下さり、誠にありがとうございました。

　性的マイノリティと聞くと、どのように接してよいか戸惑う方がいらっしゃるかもしれません。でも、私を含め性的マイノリティは、性的指向や性自認をのぞけば、異性愛者と大きな違いはありません。エビデンスに基づいた医療の重要性は何ら揺らぎませんし、皆さんがこれまで培ってきた技術や経験を、これまでどおりに発揮していただければ十分対応できると思います。

　性的マイノリティの患者さんに遭遇し、異性愛者と異なる行動パターンやその背景、そこから由来する症状、物事の見方・感じ方の違いなど、ときには生々しさを感じさせるような性のあり方に戸惑うこともあるかもしれません。そんなときに本書が少しでもお役に立てば、著者一同うれしく思います。

　性に対する考え方は個人差が大きく、理解の範疇を超える事例もあることでしょう。ひとりの人間の中に、さまざまな性的要素（性自認、性的指向、ジェンダー）が複雑に混在していることも少なくありません。それらを、より包摂的、俯瞰的にとらえていただき、多様で豊かな性が人間の営みの一部なのだと、考えていただければ幸いです。

　性的に少数者、多数者と線引きすることなく、互いの存在を尊重しつつ、よき隣人として協力できる世界になれば、いずれ当院のような医療機関が必要でなくなる時代が訪れるでしょう。しらかば診療所スタッフ一同その日が来るのを心待ちにしています。

　本書の執筆のうえで、三原橋医院院長の柳澤運先生から貴重なご助言を頂きました。また、当院は、性的マイノリティ当事者・非当事者にかかわらず、多くの方々によって支えられてきました。当院の開院前から支えて下さった白木克典様、当院の設計を手掛けて下さった星野慎二様、開院以来広報を担って下さり、本書に素晴らしい漫画を提供して下さった歌川泰司様に心よりの感謝を

申し上げます。そして、当院の理念に共鳴し、ともに奮闘してきた、本書の共同著者を含むスタッフとそのご家族に、深く感謝いたします。これまでの15年の間に、期間をとわず、何らの形で関わってきたスタッフや元スタッフにも感謝します。本企画を提案して下さり、粘り強く執筆を支えて下さった金芳堂の皆様に深謝いたします。最後に、日々支えてくれている私の家族、私を生んで医師に育ててくれた両親に最大限の感謝をいたします。

以下の原稿は、日経メディカルでの連載記事（井戸田一朗の「性的マイノリティの診療日誌」URL: https://medical.nikkeibp.co.jp/inc/all/series/itoda/ ）を改変し、本書に含められました。

「しらかば診療所の成り立ち」
初出：日経メディカル「『日本にないなら作っちゃおう！で始まった』」（2016/05/17）
https://medical.nikkeibp.co.jp/leaf/mem/pub/series/itoda/201605/546809.html

「キーパーソンって？」
初出：日経メディカル「男性同性愛者を見舞う家族と初老男性の狭間で」（2016/ 3 /14）
https://medical.nikkeibp.co.jp/leaf/mem/pub/series/itoda/201603/546078.html

「赤痢アメーバ感染症とセックスの問診」
初出：日経メディカル「関係した人からアメーバ肝膿瘍になったと連絡が…」（2016/09/20）
https://medical.nikkeibp.co.jp/leaf/mem/pub/series/itoda/201609/548258.html
「梅毒の性器外病変」
初出：日経メディカル「梅毒かも、結果が出るまではエッチ厳禁で」（2017/03/22）
https://medical.nikkeibp.co.jp/leaf/mem/pub/series/itoda/201703/550612.html

「梅毒の再感染」
初出：日経メディカル「定期通院のHIV陽性患者が梅毒に再感染 アナルセックスの際は常にコンドームを」（2016/11/24）
https://medical.nikkeibp.co.jp/leaf/mem/pub/series/itoda/201611/549004.html

「コラム・もしも医師がHIVに感染したら」
初出：日経メディカル「HIV感染で外科医を辞めたゲイ男性」（2016/ 7 /12）
https://medical.nikkeibp.co.jp/leaf/mem/pub/series/itoda/201607/547525.html

「膀胱再建後のアナルセックス」
初出：日経メディカル「『私、ゲイですが、膀胱癌といわれて……』」（2017/07/19）
https://medical.nikkeibp.co.jp/leaf/mem/pub/series/itoda/201707/552041.html

日本語

あ

アナルセックス———————58

アニリングス———————78

アメーバ性肝膿瘍———————71

うつ病———————135

ウリ専———————60

エストロゲン製剤———————147

か

覚醒剤———————100

拡大肛門鏡———————156

気分障害———————134

クラミジア感染症———————21

クンニリングス———————78

ゲイ———————iii

検診———————28

抗HIV療法———————23

広汎性発達障害———————134

肛門管扁平上皮癌———————155

肛門管扁平上皮内腫瘍———————155

肛門鏡———————64

肛門瘙痒症———————157

コンドーム———————67

さ

細菌性腟炎———————27

サル痘———————206

ジアルジア———————78

痔核———————157

子宮頸癌———————28

自動温水洗浄便座症候群———————157

自閉症スペクトラム———————144

潤滑剤———————157

新型コロナウイルス感染症———————22

神経症性障害———————134

心的外傷後ストレス障害———————37

スタンダードプレコーション———————118

生活習慣病———————23

性器ヘルペス———————21

性的マイノリティ———————iv

性同一性障害———————146

性別適合手術———————29

赤痢アメーバ感染症———————72

赤痢菌———————78

尖圭コンジローマ———————21

鼠径リンパ肉芽腫性クラミジア———————66

た

単純ヘルペスウイルス———————59

直腸異物———————155

直腸炎———————58

直腸指診———————64

適応障害———————135

テストステロン製剤———————147

デブ専———————162

デンタルダム———————79

統合失調症———————134

糖尿病———————23

トランスジェンダー———————iii

に

日本ダルク———————143

乳房切除術———————29

は

バイセクシュアル ———————— iii
梅毒 ———————————————— 18
ハッテン場 ——————————— 67
非エイズ関連悪性腫瘍 ————— 23
フィスト —————————————100
フェラチオ ——————————— 78
複雑性 PTSD ————————— 37
物質使用障害 ————————— 16
ベンザチンペニシリン G ——— 20
ボディ・イメージ ——————197
ホモフォビア ————————— 37
ホルモン療法 ————————— 28

ま

マイクロアグレッション ———— 37
マイノリティ・ストレス ———— 37

ゆ

郵送検査 ———————————— 25

ら

ランブル鞭毛虫 ———————— 59
淋菌感染症 ——————————— 21
レズビアン —————————— iii
裂肛 ————————————————154

欧文

A・B 型肝炎ワクチン ————— 68
AGP ——————————————— 8
A 型肝炎 ———————————— 78
B 型肝炎 ———————————— 78
C 型肝炎 ———————————— 98
DAA ——————————————— 98
Fenway Health ————————— 7
FtM トランスジェンダー ——— 30
HIV ——————————————— 3
HIV 感染症 —————————— 22
HPV ——————————————— 27
HPV ワクチン ——————28、121
LGBT ————————————— iii
LGBTQ ———————————— iv
LGV (lymphogranuloma venereum) クラミジア
————————————————————66
MSM ——————————————207
MtF トランスジェンダー ——— 13
NA ——————————————178
PrEP —————————————— 23
PTSD ————————————— 37
Questioning —————————— iii
U=U ——————————————— 23

性的マイノリティのための
診療空間のつくりかた

2023年3月10日　　第1版 第1刷 ©

著　者　　　井戸田 一朗　ITODA, Ichiro
発行者　　　宇山閑文
発行所　　　株式会社金芳堂
　　　　　　〒606-8425 京都市左京区鹿ケ谷西寺ノ前町34番地
　　　　　　振替　01030-1-15605
　　　　　　電話　075-751-1111（代）
　　　　　　https://www.kinpodo-pub.co.jp/
漫画・イラスト　歌川 たいじ
組版・装丁　　　HON DESIGN
印刷・製本　　　モリモト印刷株式会社

落丁・乱丁本は直接小社へお送りください．お取替え致します．

Printed in Japan
ISBN978-4-7653-1936-2